W0263912

Essentials liefern aktuelles Wissen in konzentrierter Form. Die Essenz dessen, worauf es als „State-of-the-Art" in der gegenwärtigen Fachdiskussion oder in der Praxis ankommt. Essentials informieren schnell, unkompliziert und verständlich

- als Einführung in ein aktuelles Thema aus Ihrem Fachgebiet
- als Einstieg in ein für Sie noch unbekanntes Themenfeld
- als Einblick, um zum Thema mitreden zu können

Die Bücher in elektronischer und gedruckter Form bringen das Expertenwissen von Springer-Fachautoren kompakt zur Darstellung. Sie sind besonders für die Nutzung als eBook auf Tablet-PCs, eBook-Readern und Smartphones geeignet.

Essentials: Wissensbausteine aus den Wirtschafts, Sozial- und Geisteswissenschaften, aus Technik und Naturwissenschaften sowie aus Medizin, Psychologie und Gesundheitsberufen. Von renommierten Autoren aller Springer-Verlagsmarken.

Dominik Maurer

Hyperbare Oxygenation und Tauchmedizin

Einführung in Geschichte, Physik, Wirkungsweise und Anwendung

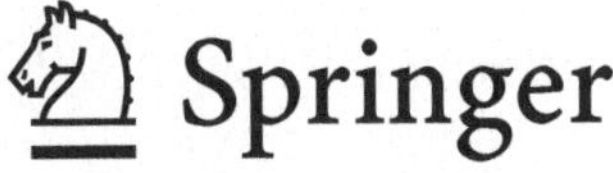

Dominik Maurer
Medizinische Universität Graz
Graz
Österrich

ISSN 2197-6708 ISSN 2197-6716 (electronic)
essentials
ISBN 978-3-658-11712-2 ISBN 978-3-658-11713-9 (eBook)
DOI 10.1007/978-3-658-11713-9

Die Deutsche Nationalbibliothek verzeichnet diese Publikation in der Deutschen Nationalbibliografie; detaillierte bibliografische Daten sind im Internet über http://dnb.d-nb.de abrufbar.

Springer
© Springer Fachmedien Wiesbaden 2016

Gedruckt auf säurefreiem und chlorfrei gebleichtem Papier

Springer Fachmedien Wiesbaden ist Teil der Fachverlagsgruppe Springer Science+Business Media
(www.springer.com)

Was Sie in diesem Essential finden können

Die Zielsetzung dieses Essentials besteht darin, dem Leser die geschichtliche Entwicklung der hyperbaren Oxygenation darzustellen sowie ein Verständnis über die Grundlagen der hyperbaren Sauerstofftherapie zu vermitteln. Dabei wurde aus anerkannten HBO-Lehrbüchern sowie aktuellen wissenschaftlichen Artikeln ein Kompendium zu den Wirkungsweisen der HBO und deren Anwendung in der Tauchmedizin generiert. Ein spezieller Fokus des vorliegenden Werkes wurde auf die Auswirkungen der HBO auf den menschlichen Organismus gelegt.

Vorwort

Grundlage dieses Essentials bildet meine Diplomarbeit zum Abschluss des Medizinstudiums an der Medizinischen Universität Graz. Neben diesem Einführungswerk in die Grundlagen der hyperbaren Sauerstofftherapie haben sich auch folgende, weitere Essentials zur Thematik der hyperbaren Sauerstofftherapie daraus entwickelt: Anwendung in der Infektiologie, Wundheilung, Neurologie und Neurotraumatologie, sowie bei akuten Ischämien traumatischer, toxikologischer und embolischer Genese. Das Institut der Medizinischen Universität Graz, an dem die Arbeit entstanden ist, gehört zu den größten und renommiertesten HBO-Zentren Europas und verfügt über die größte Druckkammer in Westeuropa. An dieser Stelle geht mein Dank an die Leiterin der Abteilung für Thorax- und hyperbare Chirurgie des LKH Graz, Frau Prof. Freyja-Maria Smolle-Jüttner für die fachliche Beratung und hervorragende Zusammenarbeit.

Ich danke dem Springer Verlag für die Möglichkeit die Arbeit auf diesem Wege veröffentlichen zu können und wünsche allen Lesern einen interessanten Einblick in die Thematik der hyperbaren Oxygenation.

Linz im Oktober 2014   Dr. Dominik Maurer

Inhaltsverzeichnis

Therapeutischer Nutzen 1

Die therapeutische Nutzbarkeit von Sauerstoff als Medikament ist sowohl dem medizinischen Fachpersonal als auch der Allgemeinbevölkerung oft nur spärlich bekannt. Mit der hyperbaren Oxygenation steht der modernen Medizin jedoch ein Verfahren zur Verfügung, Sauerstoff für eine Reihe von Erkrankungen therapeutisch einzusetzen. Auf der Basis der drei physikalischen Gasgesetze geht unter hyperbaren Bedingungen ein Vielfaches an Sauerstoff im Blutplasma in Lösung über, als dies unter normalem Umgebungsdruck der Fall ist. Für den menschlichen Organismus resultiert daraus eine Reihe von biochemischen und physikalischen Veränderungen auf Blutzellen, Gefäße, Bakterien, Knochen- und Weichteilgewebe. Untrennbar mit der HBO verbunden ist das Fachgebiet der Tauchmedizin durch die Anwendung der HBO bei Dekompressionserkrankung und Gasembolie.

© Springer Fachmedien Wiesbaden 2016　　　　　　　　　　　　　　　　1
D. Maurer, *Hyperbare Oxygenation und Tauchmedizin*, essentials,
DOI 10.1007/978-3-658-11713-9_1

Definition der hyperbaren Oxygenation (HBO)

2

Die hyperbare Oxygenation, kurz HBO, ist ein medizinisch-therapeutisches Verfahren, bei welchem ein Patient in einer Überdruckkammer 100 % Sauerstoff unter einem Umgebungsdruck höher als auf Meeresniveau (> 1 atmosphere absolute, ATA) ventiliert. Ausschlaggebend dabei sind die Kombination von reinem Sauerstoff und Überdruckumgebung sowie die systemische Applikation via Ventilation. Eine Beatmung mit 100 % Sauerstoff unter normobaren Bedingungen bzw. die rein topische Anwendung von Sauerstoff in einer Überdruckkammer entsprechen nicht der Definition der HBO (Gill und Bell 2004; Lampl et al. 2009a).

© Springer Fachmedien Wiesbaden 2016

D. Maurer, *Hyperbare Oxygenation und Tauchmedizin*, essentials,

DOI 10.1007/978-3-658-11713-9_2

Geschichtlicher Hintergrund 3

Das heutige Verständnis der hyperbaren Oxygenation, die technische Umsetzung und die therapeutische Durchführung der HBO sind Ergebnisse einer über Jahrhunderte laufenden Entwicklung und der Verdienst von Pionieren der Wissenschaft, vor allem auf den Gebieten der Physik und Medizin.

3.1   17. Jahrhundert

Im Jahre 1662 legte ein britischer Wissenschaftler namens Henshaw mit dem Bau einer von ihm selbst entwickelten Überdruckkammer den Grundstein für die hyperbare Medizin. In dem mit reiner Umgebungsluft gefüllten „Domicillium" behandelte er unterschiedlichste Patienten und postulierte darauf, dass durch seine Therapie sowohl eine Verbesserung der Verdauung, eine Unterstützung von Atmung und Schleimlösung sowie generell eine Prophylaxe vor diversen Lungenerkrankungen zu erreichen sei. Unter dem Aspekt der damaligen technischen Umsetzung sowie der Tatsache, dass die Kammer mit reiner Luft gefüllt war, waren die vermeintlichen Therapieeffekte aus heutiger Sicht wohl eher psychologischer Natur (Jain 2009; Kindwall und Whelan 2004).

3.2   18. und 19. Jahrhundert

Mit der Entdeckung des Sauerstoffs im Jahre 1775 durch den englischen Wissenschaftler Joseph Priestley war die Grundlage für den Beginn der hyperbaren Oxygenation im 19. Jahrhundert in Frankreich geschaffen. 1834 setzte Junod komprimierte Luft bei 2–4 ATA Druck zur Behandlung von diversen Lungenerkrankungen ein, Pravaz baute 1837 die damals größte Druckkammer und 1879 entwickelte der

© Springer Fachmedien Wiesbaden 2016
D. Maurer, *Hyperbare Oxygenation und Tauchmedizin,* essentials,
DOI 10.1007/978-3-658-11713-9_3

französische Chirurg Fontaine eine mobile Druckkammer, die als Operationssaal für über 20 Operationen genutzt wurde. Durch die komprimierte Luft bei 2–4 ATA konnte eine effektive Inhalation von 42 % Sauerstoff erreicht werden, was vor allem zur Reduktion der sonst üblichen postoperativen Zyanose führte (Jain 2009; Kindwall und Whelan 2004).

Die wohl bedeutendsten Erkenntnisse über die hyperbare Oxygenation dieser Zeit erbrachten die Wissenschaftler Paul Bert und Lorrain Smith. In seinem Werk „ La Pression Barometrique" beschrieb Paul Bert 1878 als erster die unterschiedlichsten Einflüsse hyperbaren Sauerstoffs auf den menschlichen Organismus, vor allem die Neurotoxizität des Sauerstoffs und die damit verbundenen epileptischen Anfälle. Später wurde dieser toxische Effekt des Sauerstoffs als Paul-Bert-Effekt bezeichnet. Nur elf Jahre später veröffentlichte der Brite Lorrain Smith seine Erkenntnisse über die Lungentoxizität des Sauerstoffs unter Überdruckbehandlung und noch im selben Jahrhundert kann Haldane 1895 experimentell den therapeutischen Nutzen der hyperbaren Oxygenation bei Kohlenmonoxidvergiftungen nachweisen (Mathieu 2006).

3.3   20. Jahrhundert

Zu Beginn des 20. Jahrhunderts sorgte Orville J. Cunningham, Professor für Anästhesie an der Universität Kansas für Aufsehen. Er hatte erkannt, dass Patienten, die an Herz-Kreislauf-Erkrankungen litten, auf Meeresniveau weniger Symptome zeigten als in größeren Höhen. Cunningham schloss daraus, dass die unterschiedlichen Luftdrücke der jeweiligen Höhen der Grund für dieses Phänomen seien. Ähnliche Erkenntnisse konnte Cunningham auch von Patienten sehen, die an der Spanischen Grippe erkrankt waren. Basierend auf diesen Beobachtungen behandelte Cunningham in den darauf folgenden Jahren Patienten mit verschiedensten Krankheitsbildern und erbaute 1928 die größte und wohl bekannteste Druckkammer aller Zeiten. Das so genannte „Steel Ball Hospital" (siehe Abb. 3.1) war 6 Stockwerke hoch, hatte 72 Zimmer, 12 Schlafzimmer pro Gang und war mit allen Annehmlichkeiten eines Hotels ausgestattet. Leider konnte Cunningham keine wissenschaftlichen Beweise für seine Therapiekonzepte liefern und so wurde das „Steel Ball Hospital" 1930 geschlossen und während des 2. Weltkriegs aus rüstungstechnischen Gründen abgerissen (Kindwall und Whelan 2004).

Im Jahr 1937, genau zu der Zeit als Cunninghams Steelball abgerissen wurde, waren es Behnke und Shaw, die nun als erste bei der Behandlung der Dekompressionserkrankung anstatt komprimierter Luft hyperbaren Sauerstoff verwendeten. Das Zeitalter der hyperbaren Oxygenation war nunmehr erreicht (Jain 2009).

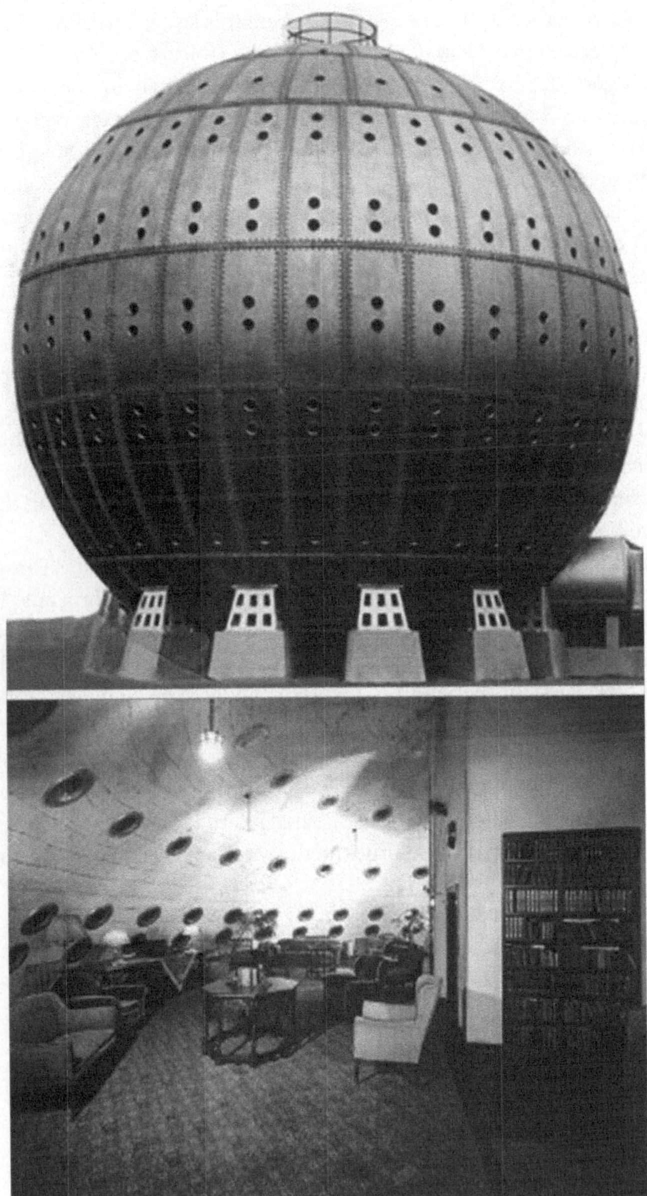

Abb. 3.1 Cunningham Steelball. (Hospice of the Western Reserve, Cleveland Ohio, USA; 2014)

Die wohl bedeutendsten Erfolge und Erkenntnisse der modernen hyperbaren Oxygenation erzielte ab 1956 der niederländische Chirurg und Ingenieur Ite Boerema, auch gern der Vater der modernen hyperbaren Medizin genannt. Boerema konnte bei seinen Experimenten an Schweinen zeigen, dass unter hyperbarer Oxygenation der Anteil des im Plasma gelösten Sauerstoffs so weit steigt, dass eine Oxygenierung des Organismus ohne Hämoglobin erreicht werden kann. Anhand dieser Ergebnisse konnte er bei herzchirurgischen Eingriffen an Kindern die Abklemmzeit der Aorta und so die Standzeit des Herzens von 3 auf 11 min erhöhen (Leopardi et al. 2004).

Behandlung des Gasbrands

Eine weitere Sensation gelang Boerema bei der Behandlung des Gasbrands mit hyperbarer Oxygenation. Er erreichte eine Senkung der Mortalitätsraten des Gasbrands um mehr als 40 % und konnte eine deutliche Reduktion der Morbidität und Invalidität der Patenten verzeichnen. Inspiriert von den Erfolgen Boeremas wurden in den nächsten Jahren zahlreiche Druckkammern an großen medizinischen Zentren weltweit errichtet (Leopardi et al. 2004).

Mit zunehmendem wissenschaftlichem Interesse weitete sich das Einsatzgebiet der hyperbare Oxygenation in den 1960er und 1970er Jahren enorm aus. 1961 entdeckte Smith (Großbritannien) die protektive Wirkung der hyperbaren Oxygenation bei cerebraler Ischämie und 1966 erkannte Saltzmann (USA) die Effektivität der Überdrucksauerstofftherapie bei der Behandlung von Schlaganfallpatienten. Überdies wird die HBO nun erstmals bei der Behandlung der Osteomyelitis, plötzlichem Hörverlust, Myokardinfarkt und vielen anderen Krankheitsbildern angewandt. In den USA kommt es schließlich 1986 zur Gründung der „Undersea and Hyperbaric Medical Society – UHMS", einer internationalen wissenschaftlichen Organisation für Tauch- und Überdruckmedizin mit mehr als 2000 Mitgliedern in über 50 Ländern (Jain 2009).

Physikalische Grundlagen der hyperbaren Oxygenation

4

Die Wirkungsweise und die Effekte der hyperbaren Oxygenation unterliegen streng den physikalischen Gasgesetzten nach Boyle-Mariotte, Dalton und Henry.

4.1 Das Gesetz von Boyle-Mariotte

Bei idealen Gasen ist unter der Voraussetzung der Temperaturkonstanz das Verhältnis von Volumen des Gases indirekt proportional zu dessen Druck (Kindwall und Whelan 2004).

$$P \times V = konstant$$

Eine Verdoppelung des auf eine bestimmte Gasmenge wirkenden Drucks führt somit zu einer Halbierung des Volumens der Gasmenge, eine Verdreifachung des ausgeübten Drucks zur Verkleinerung des Gasvolumens auf ein Drittel und so weiter (Kindwall und Whelan 2004). Die Beziehung zwischen ausgeübtem Druck und Volumen eines Gases ist in Abb. 4.1 grafisch verdeutlicht.

4.2 Das Partialdruckprinzip von Dalton

Nach dem Gesetz von Dalton ist in einem Gasgemisch dessen Gesamtdruck gleich der Summe der einzelnen Partialdrücke der Gase, die im Gasgemisch enthalten sind (Kindwall und Whelan 2004).

$$P_{gesamt} = P_{Gas1} + P_{Gas2} + P_{Gas3} \cdots$$

© Springer Fachmedien Wiesbaden 2016
D. Maurer, *Hyperbare Oxygenation und Tauchmedizin*, essentials,
DOI 10.1007/978-3-658-11713-9_4

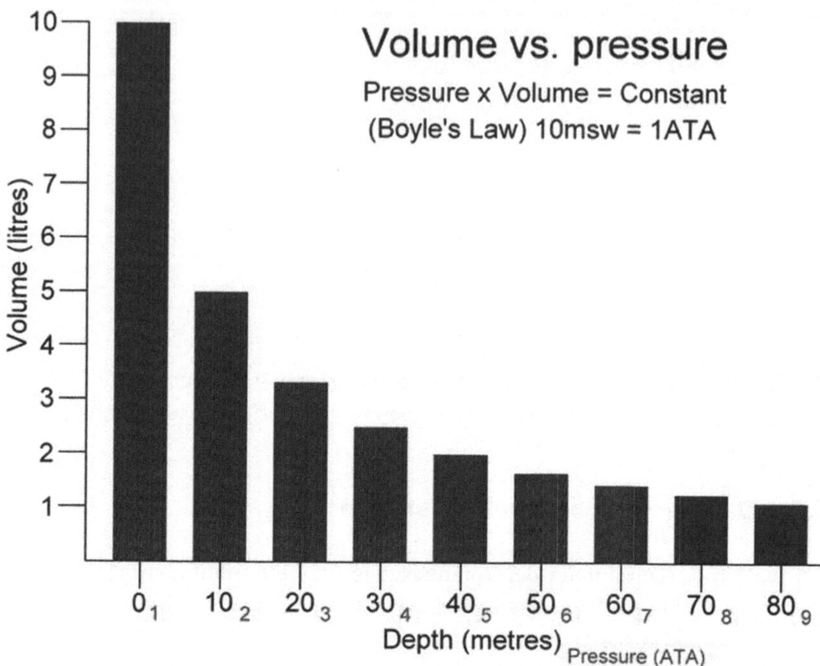

Abb. 4.1 Zusammenhang zwischen Volumen und Druck. (Scottish diving medicine 2012)

Bezogen auf die Zusammensetzung der Luft ergeben sich auf Meereshöhe für die einzelnen Partialdrücke folgende Werte (siehe Tab. 4.1):

Tab. 4.1 Luftzusammensetzung und Partialdrücke. (Jain 2009)

Gaskomponente	Anteil am Luftgemisch (%)	Partialdrücke der einzelnen Gaskomponenten			
		kPa	bar	mmHg	atm
Luft	100	101,3	1,013	760	1,0
Sauerstoff	21	21,3	0,21	160	0,21
Stickstoff	78	78,0	0,78	593	0,78
Kohlendioxid/ andere Gase	1	1,0	0,01	7,6	0,01

4.3   Das Löslichkeitsprinzip von Gasen in Flüssigkeiten nach Henry

Die Konzentration eines in einer Flüssigkeit gelösten Gases ist proportional zum Partialdruck des Gases über der Flüssigkeit bei konstanter Temperatur (Seibt 2003).

$$C_{Gas/Fl.} = K \times P_{Gas}$$

K Lösungskoeffizient

Erhöht man also den auf einer Flüssigkeit lastenden Gasdruck, so geht von dem Gas zunehmend mehr in gelöster Form in die Flüssigkeit über und umgekehrt.

Auswirkungen der hyperbaren Oxygenation auf den Organismus – Physiologie und Biochemie

5

Um die therapeutischen Effekte der hyperbaren Oxygenation verstehen und erklären zu können, sind grundlegende Kenntnisse über die physiologischen und biochemischen Prozesse, die unter der hyperbaren Oxygenation ablaufen, essentiell. Durch die HBO werden eine Reihe von physikalischen und biochemischen Reaktion auf Blutzellen, Bakterien, Knochen- und Bindegewebe sowie Nerven induziert. Neben antientzündlichen und antibakteriellen Wirkmechanismen führt die HBO auch zu regenerativen Veränderungen an Gefäßen und Geweben. Darüberhinaus lassen sich auch neuroprotektive bzw. neuroregenerative Effekte erzielen. Grundlage all dieser Wirkmechanismen stellt der Gastransport von Sauerstoff im Blut unter hyperbarer Oxygenation dar.

5.1 Gastransport unter hyperbarer Oxygenation

Der zentrale und bedeutendste Wirkmechanismus der hyperbaren Oxygenation besteht in der Aufnahme, dem Transport und der Versorgung der Gewebe mit Sauerstoff. Zum Verständnis der Einflüsse der HBO auf die Oxygenierung des Organismus sind zunächst die physiologischen Prozesse des Sauerstofftransports und der Gewebeversorgung unter normobaren Bedingungen zu klären.

Nach alveolärer Aufnahme in der Lunge wird der Großteil des Sauerstoffs zum Transport im Gefäßsystem an Hämoglobin gebunden. Die Oxygenierungsrate des Hämoglobins, die Sauerstoffsättigung, ist direkt abhängig vom Sauerstoffpartialdruck im arteriellen Gefäßsystem. Bei Atmung von Luft herrscht arteriell ein Sauerstoffpartialdruck (P_aO_2) von 90–100 mmHg mit einer 95%igen Oxygenierung (=Sättigung) des Hämoglobins. Ein Abfall des P_aO_2 auf 60 mmHg bewirkt immer noch eine Sauerstoffsättigung von 90 %. Dies spiegelt den flachen Verlauf der, in Abb. 5.1 dargestellten O_2-Bindungskurve im oberen Abschnitt wieder und erklärt,

© Springer Fachmedien Wiesbaden 2016
D. Maurer, *Hyperbare Oxygenation und Tauchmedizin*, essentials,
DOI 10.1007/978-3-658-11713-9_5

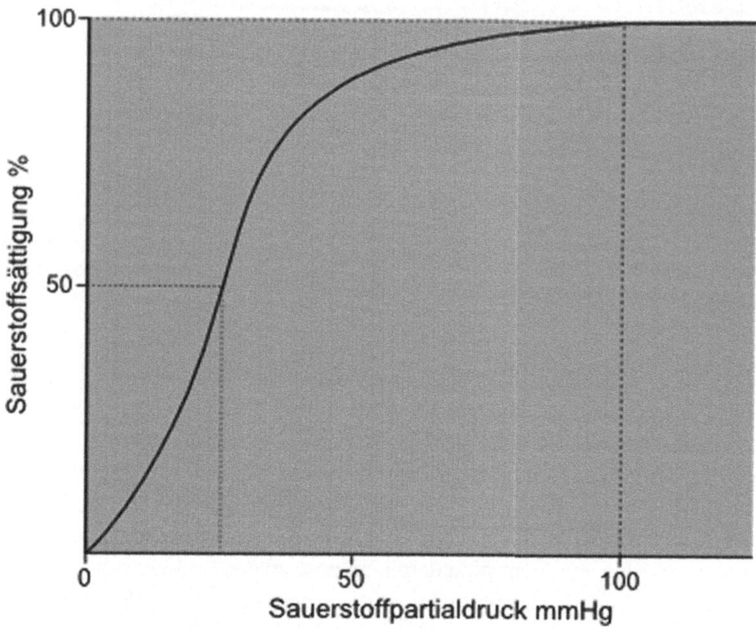

Abb. 5.1 Sauerstoffbindungskurve © (Sauerstofftransport; www.criticalcare.at 2012: mit freundlicher Genehmigung von Dr. Thomas Gamsjäger 2015)

warum bei abnormaler Erniedrigung des P_aO_2 (z. B. bei Höhenaufenthalt oder Lungenerkrankungen) lange eine ausreichend hohe Sauerstoffsättigung gewährleistet ist (Schmidt und Lang 2007).

Anhand der O_2-Bindungskurve erkennt man aber auch, dass bei einer Erhöhung des Sauerstoffpartialdrucks über 100 mmHg, durch Atmung reinen Sauerstoffs, rasch das Maximum der Sauerstoffsättigung von 100 % erreicht ist.

Neben dem an Hämoglobin gebundenen Sauerstoff, liegt ein kleiner Teil des O_2 im Plasma gelöst vor. Dieser gelöste Teil beträgt unter normobaren Bedingungen bei Luftatmung ca. 0,3 vol% (=0,003 ml O_2/ml Blut) und bei 100%iger Sauerstoffatmung 2,09 vol% (Jain 2009; Schmidt und Lang 2007).

Durch die hyperbare Oxygenation mit einem Druck von maximal 3 ATA wird eine Steigerung des im Plasma gelösten Sauerstoffs bis zu 6,8 vol% erreicht, bei einem P_aO_2 von etwa 2200 mmHg. Die maximale O_2-Bindungskapazität des Hämoglobins liegt bei etwa 20 vol%. Daraus ergibt sich bei hyperbarer Oxygenation mit 3 ATA Druck ein arterieller O_2-Gehalt von 26,8 vol%. Bei einer O_2-Extraktionsrate im Gewebe von ca. 6 vol% ist im venösen Schenkel des Gefäßsystems somit immer noch ein O_2-Gehalt von etwas mehr als 20 vol% vorhanden, was genau dem

Tab. 5.1 Sauerstoffmesswerte unter HBO. (Jain 2009; Smolle-Juettner 2012)

Umgebungsdruck [ATA]	Atemgas	O_2-Sättigung des Hämoglobins (%)	P_aO_2 [mmHg]	O_2-Gehalt arteriell [vol%]
1	Luft	97	100	20
1	100% O_2	100	670	22
2	100% O_2	100	1430	24
3	100% O_2	100	2200	26

arteriellen O_2-Gehalt des Blutes unter normobaren Bedingungen entspricht. Bei 3 ATA Druck und 100%iger Sauerstoffbeatmung ist das Hämoglobin im venösen Anteil des Gefäßsystems folglich immer noch vollkommen oxygeniert und daher eine O_2-Versorgung des Gewebes ohne Hämoglobin erreicht (Jain 2009; Kindwall und Whelan 2004). In Tab. 5.1 sind die entsprechenden Sauerstoffmesswerte unter normo- und hyperbaren Umgebungsdrucken zusammengefasst:

Der Abtransport von Kohlenstoffdioxid erfolgt hauptsächlich über die Bildung von Kohlensäure (H_2CO_3) mittels der erythrozytären Karboanhydrase. H_2CO_3 dissoziiert umgehend zu Bikarbonat und Protonen (H^+). Der Großteil des CO_2 liegt folglich als im Plasma gelöstes Bikarbonat vor, nur 5% des CO_2 werden via Karbaminohämoglobin abtransportiert. Generell ist die Bindungsfähigkeit des desoxygenierten Hämoglobins durch die zusätzliche Entfaltung von NH_2-Gruppen größer als die des oxygenierten Hämoglobins (Schmidt und Lang 2007).

Wie oben beschrieben, ist bei der hyperbaren Oxygenation das Hämoglobin im venösen Gefäßsystem vollständig mit Sauerstoff gesättigt. Dadurch kann kein CO_2 an die Erythrozyten gebunden und abtransportiert werden. Jedoch verursacht dies keine Probleme, da einerseits CO_2 50mal löslicher als O_2 ist und andererseits eine sofortige Umwandlung zu Bikarbonat erfolgt. Die große Pufferkapazität des Bikarbonats sorgt dafür, dass unter hyperbarer Oxygenation nur eine leichte pH-Verschiebung zur Azidose erfolgt (Kindwall und Whelan 2004).

5.2 Auswirkungen der HBO auf das Gefäßsystem

Die hyperbare Oxygenation bewirkt Veränderungen im Gefäßsystem sowohl auf funktioneller als auch auf morphologischer Ebene. Durch den Anstieg des arteriellen Sauerstoffpartialdrucks unter hyperbaren Bedingungen resultiert in allen Organsystemen eine Vasokonstriktion als protektiver Mechanismus gegen die toxischen Effekte des Sauerstoffs unter Hyperoxie. Die Vasokonstriktion und die damit verbundene Reduktion des arteriellen Blutflusses sind in den verschiedenen Organsystemen mit unterschiedlichem Ausmaß ausgeprägt. So ist die Reduktion des Blutflusses unter hyperbarer Sauerstofftherapie im zerebralen Stromgebiet stärker ausgeprägt als z. B. im hepatosplenären Blutversorgungsareal. Begründet wird dies unter anderem mit den unterschiedlichen Sauerstoffpartialdrücken der einzelnen Organsysteme. Im Blutversorgungsgebiet der Leber herrschen durch die Zumischung des Portalvenenbluts niedrigere P_aO_2-Werte als z. B. zerebral (Mathieu 2006).

Auf der Mikrozirkulationsebene wird durch die HBO ebenfalls eine arterioläre Vasokonstriktion ausgelöst, welche einerseits von der Größe der Arteriolen und andererseits vom arteriellen P_aO_2 abhängt. Während in Geweben mit hohen Sauerstoffpartialdrücken eine Reduktion des arteriellen Blutflusses via Vasokonstriktion erfolgt, tritt in ischämisch-hypoxischen Geweben dieser vasokonstriktorische Effekt nicht auf. Es resultiert daher eine Umverteilung des Blutes und somit eine Umverteilung der Sauerstoffversorgung zugunsten der ischämisch-hypoxischen Areale. Dieser, als inverser steal–Effekt oder Robin-Hood-Effekt bezeichnete Mechanismus konnte in mehreren klinischen Studien mittels Laser-Doppler-Darstellung nachgewiesen werden (Haltern et al. 2000; Kindwall und Whelan 2004).

Die arterioläre Vasokonstriktion führt über den Anstieg des präkapillären Widerstandes zur Abnahme des hydrostatischen Kapillardrucks mit der Folge, dass auch der effektive, kapilläre Filtrationsdruck reduziert wird. Dadurch wird das Filtrations-Reabsoptionsverhältnis im Kapillarbereich in Richtung Reabsorption verschoben und somit ein antiödematöser Effekt durch die HBO erzielt (Haltern et al. 2000).

Auf morphologischer Ebene führt die hyperbare Oxygenation zu einer Steigerung der Neovaskularisationsrate in hypoxischen Wundbereichen. Dies geschieht vor allem durch die vermehrte Synthese von VEGF (= Vascular Endothelial Growth Factor) sowie durch die stimulierte Proliferation von Endothelzellen und Fibroblasten unter hyperbare Oxygenation. So konnte tierexperimentell eine Korrelation der Dichte neugebildeter Kapillaren mit der inspiratorischen Sauerstoffkonzentration gezeigt werden, mit der Schlussfolgerung, dass hohe Sauerstoffpartialdrücke in Geweben die angiogenetische Antwort auf Proliferationsreize unterstützen (Haltern et al. 2000).

Sowohl die protektive Vasokonstriktion, die mikrozirkulatorische Blutumverteilung als auch die Steigerung der Angiogenese sind zentrale, therapeutisch-nutzbare Effekte der HBO in der Förderung von Wundheilungsprozessen.

5.3 Auswirkungen der HBO auf Blutzellen

Durch die Verformbarkeit der konkav-scheibenförmigen Erythrozyten ist der Blutfluss auch durch Gefäße gewährleistet, deren Durchmesser kleiner als der der Erythrozyten ist. Unter hyperbarer Oxygenation nimmt die Verformbarkeit der roten Blutzellen zu, wodurch die Blut- und Sauerstoffversorgung auf kapillärer Ebene gesteigert wird. Jedoch herrscht zwischen Erhöhung der Verformung der Erythrozyten und der Erhöhung des Umgebungsdrucks kein linearer Zusammenhang. Sowohl in tier-experimentellen Studien an Ratten als auch bei Untersuchungen an Menschen konnte gezeigt werden, dass eine Steigerung der Deformierung der Erythrozyten bei einem Umgebungsdruck von 2 ATA (= 202,6 kPa) resultiert, hingegen bei 2,8 ATA (= 283,6 kPa) die Verformung der Erythrozyten wieder abnimmt (Kindwall und Whelan 2004; Mathieu 2006).

Bei der Betrachtung der Leukozyten sind die Auswirkungen der hyperbaren Oxygenation vor allem auf die neutrophilen Granulozyten von Bedeutung. Neutrophile Granulozyten benötigen Sauerstoff zur Bildung toxischer Radikale, wie Peroxide und Superoxide, sowie zur Phagozytose von Bakterien. Die Produktion der für Bakterien toxischen Radikale ist dabei direkt abhängig von der Menge an verfügbarem Sauerstoff. Die hyperbare Oxygenation führt also durch die Erhöhung des Sauerstoffangebots sowohl zur Erhöhung der Bakterizidie als auch zur Verbesserung der Phagozytoseleistung der Leukozyten (Haltern et al. 2000; Kindwall und Whelan 2004).

Ein weiterer Effekt der hyperbaren Oxygenation betrifft die Rolle der neutrophilen Granulozyten bei der Reperfusion ischämischer Gewebe. Durch eine beta-2-Integrin abhängige Adhäsion neutrophiler Granulozyten an ischämisch geschädigten Endothelzellen mit nachfolgender Freisetzung freier Radikale und Proteasen kommt es in den reperfundierten Arealen zur Gewebsnekrose und Ödembildung (Haltern et al. 2000). Bei der Behandlung mit hyperbarem Sauerstoff wird die Funktion des beta-2-Integrins inhibiert, wodurch die Adhäsion der neutrophilen Granulozyten abnimmt. So konnte tierexperimentell gezeigt werden, dass die HBO-induzierte Inhibierung der Neutrophilenadhäsion eine Verringerung des Reperfusionsschadens unter anderem an Gehirn-, Herz- oder Skelettmuskelgewebe zur Folge hat (Thom 2009).

5.4 Pharmakologische Wirkung der HBO auf Bakterien

5.4.1 Einteilung von Baktieren

Gemäß ihrem Wachstumsverhalten mit oder ohne Sauerstoff lassen sich Bakterien generell in drei Hauptgruppen einteilen:

Aerobe Bakterien Aerobier wachsen unter der Anwesenheit von Sauerstoff, indem sie ihn als Akzeptor für Protonen nutzen. Die im Stoffwechsel anfallenden Protonen wären in überschüssiger Menge toxisch für diese Bakterien (Hof und Dörries 2005).

Anaerobe Bakterien Sie nutzen als Protonenakzeptor organische Stoffe wie Pyruvat und Laktat. Sauerstoff ist für diese Gruppe der Bakterien schädlich, wobei die meisten medizinisch relevanten Anaerobier kurzzeitige O_2-Expositionen tolerieren und erst nach einigen Stunden in aerobem Milieu irreversibel geschädigt sind (Hof und Dörries 2005).

Fakultativ anaerobe Bakterien Viele aerobe Bakterien, unter anderem aus den Gattungen der Escherichae oder Klebsiellae, können durch die Umschaltung auf den anaeroben Stoffwechselweg sowohl in sauerstoffhaltiger als auch sauerstofffreier Umgebung wachsen (Hof und Dörries 2005).

5.4.2 Effekte auf Bakterien

Die Effekte der hyperbaren Oxygenation auf Bakterien sind in erster Linie vom Wachstumsverhalten der einzelnen Bakteriengruppen unter der Anwesenheit von Sauerstoff abhängig.

Aerobe Bakterien zeigen ein biphasisches Verhalten auf eine Erhöhung des Sauerstoffpartialdrucks. Unter Anwesenheit von 100 % Sauerstoff weisen diese Bakterien bis zu einem Umgebungsdruck von 1,5 ATA eine Zunahme ihrer Wachstumsraten auf. Eine weitere Erhöhung dieses Druckes und somit auch des Sauerstoffpartialdruckes hat jedoch eine deutliche Inhibierung des bakteriellen Wachstums zur Folge (Mathieu 2006). Auf aerobe bzw. fakultativ anaerobe Bakterien wie *Pseudomonas aeruginosa, Corynebacterium diphteriae* oder *Escherica coli* wirkt die hyperbare Oxygenation bakteriostatisch (Kindwall und Whelan 2004). Um bei diesen Gruppen von Bakterien eine Bakterizidie erzeugen zu können, wären Umgebungsdrücke bzw. Therapiedauern nötig, welche jenseits der klinisch einsetzbaren therapeutischen Breite liegen. So müsste beispielsweise bei *Pseudomonas aeruginosa* eine Therapie über 24 h unter einem Druck von 3 ATA erfolgen um bakterizid wirken zu können (Kindwall und Whelan 2004).

Die molekularen Mechanismen der bakteriostatischen Wirkung hyperbaren Sauerstoffs basieren vor allem auf der Inhibierung der Aminosäure- und Proteinbiosynthese in aeroben Bakterien. Dies geschieht unter anderem durch eine verminderte Bereitstellung von Substraten für die RNS-Transkription, sowie durch Oxidation von Sulfhydryl-haltigen Aminosäuren wie Methionin in Proteinen mit enzymatischer Schlüsselfunktion. Überdies führt die hyperbare Oxygenation zu einer Reduktion der DNS-Synthese sowie über Superoxide zu direkten Mutationen der DNS (Kindwall und Whelan 2004).

Ein weitaus bedeutenderer Mechanismus, welcher vor allem Auswirkung auf anaerobe Bakterien hat, ist die Bildung von freien Sauerstoffradikalen (ROS = reactive

Tab. 5.2 Bildung freier Radikale. (Mathieu 2006)

	Reaktion	Beschreibung
1.	$O_2 + e^- \rightarrow O_2{}^*$	Bildung von Sauerstoff-Superoxyd-Radikalen durch Redox-Reaktionen in Mitochondrien
2.	$2O_2{}^* + 2H \rightarrow H_2O_2 + O_2$	Umwandlung der Superoxydradikale zu Wasserstoffperoxyd in wässrigem Milieu
3.	$Fe^{2+} + H_2O_2 \rightarrow Fe^{3+} + OH^* + OH$	Reaktion von Wasserstoffperoxyd mit metallischen Ionen wie Eisen oder Kupfer. Bildung von hoch reaktiven Hydroxyl-Radikalen

oxygen species). Dabei laufen mit zunehmender Erhöhung des Sauerstoffpartialdrucks bei der hyperbaren Sauerstofftherapie folgende Reaktionen ab, mit dem Endprodukt von hoch reaktiven Hydroxylradikalen (siehe Tab. 5.2):

Die in diesem Reaktionsprozess entstandenen Hydroxylradikale führen unter Reaktion mit DNS, Proteinen, Lipiden und Kohlenhydraten zu strukturellen Schäden der bakteriellen Zelle, wie z. B. zur Zerstörung von Membranlipiden via Lipidperoxidation (Mathieu 2006).

Die Fähigkeit der Bakterien zur Abwehr von freien Radikalen resultiert aus dem Vorhandensein von Enzymen, welche die freien Radikale umwandeln. Die dabei involvierten Enzyme sind die Superoxid-Dismutase, Katalase, Glutathion-Peroxidase sowie die NADH-Oxidase, wobei vor allem die Superoxid-Dismutase den Hauptmechanismus der Abwehrreaktion einnimmt (Mathieu 2006). Die Umwandlung der Hydroxylradikale zu Wasser und Sauerstoff läuft dabei wie folgt ab (siehe Tab. 5.3):

Alle aeroben Bakterien besitzen sowohl die Superoxiddismutase als auch die Katalase und können so die freien Sauerstoffradikale abbauen. Reine Anaerobier hingegen, welche weder auf die Superoxiddismutase noch die Katalase zurückgreifen können, werden von den ROS irreversibel geschädigt (Mathieu 2006).

Mittels der obig beschriebenen Reaktionen, ausgelöst durch hyperbaren Sauerstoff, ist es somit möglich sowohl aerobe Bakterien bakteriostatisch, vor allem aber anaerobe Infektionen bakterizid behandeln zu können. Überdies wird durch

Tab. 5.3 Abwehrreaktionen gegen Hydroxylradikale. (Mathieu 2006)

	Reaktion	Enzym	Beschreibung
1.	$2O_2{}^* + 2H \rightarrow H_2O_2 + O_2$	Superoxid-Dismutase	Intrazelluläre Umwandlung der Superoxid-Radikale zu Wasserstoffperoxyd und Sauerstoff
2.	$H_2O_2 \rightarrow 2H_2O + O_2$	Katalase, Gluthation-Peroxidase	Abbau des Wasserstoffperoxyds zu Wasser und Sauerstoff. Verhinderung der Bildung von Hydroxylradikalen

die HBO die Toxinproduktion von anaeroben Bakterien gehemmt. So kommt es beispielsweise bei Clostridium perfringens, dem Erreger des Gasbrands, zur Hemmung der Produktion von alpha-Toxin, einer Lecithinase, welche zur Zerstörung von Zellmembranen und Erhöhung der kapillären Permeabilität führt (Kindwall und Whelan 2004).

5.4.3   HBO- Antibiotika- Synergismus

Neben den direkten pharmakologischen Wirkungen beeinflusst die hyperbare Oxygenation auch indirekt über die Steigerung der Aktivität verschiedener Antibiotika das bakterielle Zellwachstum. In anaerobem Milieu bzw. unter hypoxischen Bedingungen ist der transmembranöse Transport von Aminoglykosiden in die bakterielle Zelle aufgrund der Abnahme bakterieller Chinon-Redox-Reaktionen sowie eines niedrigeren Transmembranpotentials vermindert. Durch die Anhebung des pO_2 mittels HBO wird die intrazelluläre Aufnahme von Aminoglykosiden gesteigert und so die Aktivität des Antibiotikums optimiert. Neuere Studien geben Anzeichen darauf, dass ein erhöhter pO_2 die Wachstumssuppression von Bakterien nach antibiotischer Exposition positiv beeinflusst (=postantibiotischer Effekt, PAE). So konnte beim Aminoglykosid Tobramycin unter Hyperoxie eine zweifache Verlängerung des PAE gegen *Pseudomonas aeruginosa* gezeigt werden. Zudem potenziert die HBO den Effekt einiger Folsäureantagonist-Antibiotika. In-vitro-Studien ergaben, dass unter hyperbarer Oxygenation (98 % O_2, 2,8 ATA) eine signifikante Abnahme der minimal inhibitorischen sowie bakteriziden Konzentration von Trimethoprim gegen *E. coli* einhergeht. Interessanterweise ist jedoch die bakterizide Aktivität von Metronidazol unter anaeroben Bedingungen am Optimum und in aerobem Milieu reduziert oder gar aufgehoben. Dies verdeutlicht, dass die Einflüsse der hyperbaren Oxygenation auf die Aktivität gewisser Antibiotika spezifisch für die jeweiligen Substanzen sowie bakteriellen Spezies sind und daher nicht verallgemeinert propagiert werden können (Kindwall und Whelan 2004).

5.5   Auswirkungen der HBO auf Knochen- und Bindegewebe

Die Effekte hyperbaren Sauerstoffs auf Knochen und Bindegewebe sind vor allem bei der Wiederherstellung dieser Gewebe von Bedeutung und stellen daher zentrale Wirkmechanismen von Wundheilungsprozessen dar.

Unter Anwesenheit hyperbaren Sauerstoffs bei einem Gewebedruck von 30–80 mmHg konnten in vitro eine Stimulation der Fibroblastenaktivität sowie eine

Steigerung der Endothelzellreplikationsraten festgestellt werden. Des Weiteren ist die Kollagensynthese innerhalb physiologischer Grenzen direkt abhängig vom Sauerstoffpartialdruck im Gewebe. Die Grundlage dafür ist die sauerstoffabhängige Hydroxylierung der Aminosäure Prolin im Kollagenmolekül, welche den entscheidenden Schritt in der Kollagensynthese darstellt (Haltern et al. 2000; Mathieu 2006).

Frühere experimentelle Daten ließen darauf schließen, dass die maximale Kollagensyntheserate bei einem Gewebe-pO_2 von 200 mmHg erreicht sei, wobei neuere Studien mittlerweile von einem Maximum der Kollagenbildung bei einem Gewebesauerstoffpartialdruck von bis zu 1000 mmHg ausgehen (Mathieu 2006). Dies verdeutlicht die positive Korrelation von Gewebe-pO_2 und Kollagensynthese. Neben der quantitativen Erhöhung der Kollagenbildung beeinflusst die hyperbare Oxygenierung aber auch die Quervernetzung der Kollagenmoleküle untereinander, wodurch die Endfestigkeit des neu gebildeten Gewebes zunimmt (Haltern et al. 2000).

In hypoxischen Knochenarealen verursacht die HBO eine Aktivitätssteigerung sowohl der Osteoklasten als auch der Osteoblasten. Dies führt zu verbessertem Abbau von nekrotischem Material im Knochen via Osteoklastenaktivität sowie zur Optimierung von knöchernen Remodellingprozessen durch die Osteoblasten. So konnte bei freien Knochentransplantaten eine raschere Einheilung beschrieben werden (Kindwahl und Whelan 2004).

5.6 Auswirkungen der HBO auf Nervengewebe und die Blut-Hirn-Schranke

Eine Vielzahl von in-vivo und in-vitro Studien hat gezeigt, dass die hyperbare Sauerstofftherapie einen positiven Einfluss auf die Neurogenese hat, wobei die zugrunde liegenden molekularen Mechanismen noch nicht vollständig geklärt sind. Eine zentrale Rolle soll dabei die Aktivierung verschiedener Signaltransduktionswege und Transkriptionsfaktoren spielen, wie z. B. der hypoxie-induzierte Faktor HIF-1alpha oder das cAMP-abhängige Bindeprotein (CREB). HIF-1alpha unterstützt einerseits über die Aktivierung von VEGF und EPO direkt die Neurogenese, führt jedoch andererseits bei übermäßiger Akkumulation, wie sie bei längerer Hypoxie auftritt, zu vermehrtem Zelltod (Mu 2011).

Wie in folgender Grafik (Abb. 5.2) verdeutlicht, soll die hyperbare Oxygenation durch die Inhibierung der HIF-1alpha –Akkumulation die Zelltodrate vermindern, wodurch die Neurogenese überwiegt.

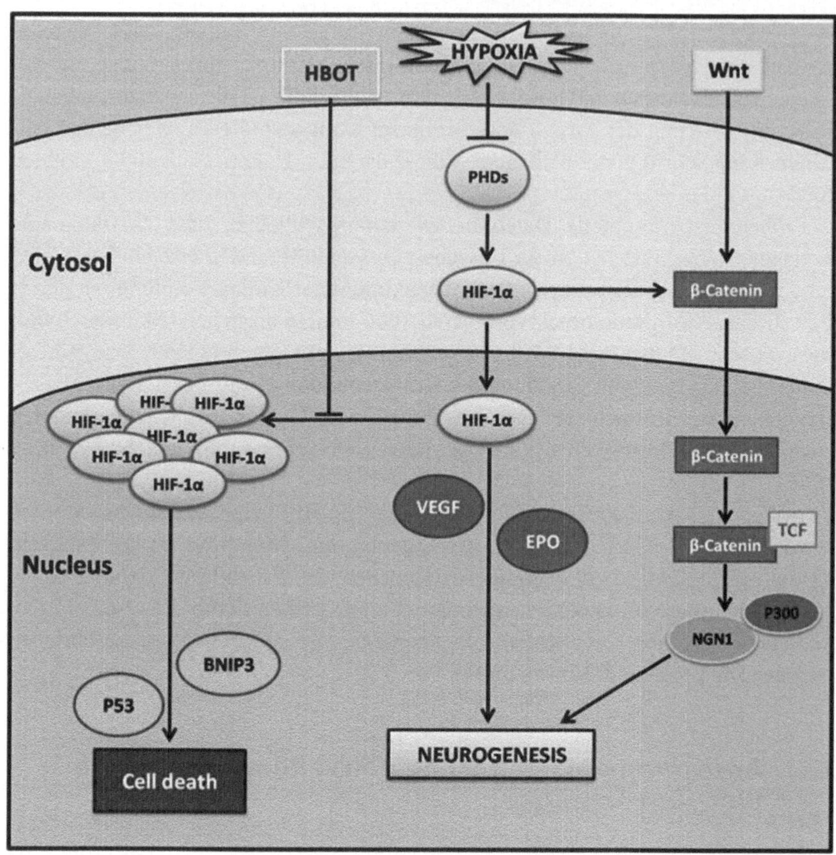

Abb. 5.2 Potentieller Mechanismus der HBOT auf HIF-1alpha. (Mu et al. 2011)

Ferner konnte im Tiermodel gezeigt werden, dass durch die Applikation von 100 % Sauerstoff eine Steigerung der CREB-Expression erreicht werden kann, woraus eine verbesserte Neurogenese im Gyrus dentatus resultierte. Auf molekularer Ebene wird hier eine, via Hyperoxie induzierte, erhöhte Aktivierung von CREB über Dephosphorylierungsprozesse der Proteinphosphatase-1 (PP1) diskutiert (Mu et al. 2011).

Neben dem Einfluss auf neuronales Gewebes, bewirkt die hyperbare Oxygenation auch Veränderungen an der Blut-Hirn-Schranke. So gibt es Hinweise darauf, dass unter hyperbarer Sauerstoffatmung die Durchlässigkeit der Blut-Hirn-Schranke passager zunimmt, wodurch die Diffusion systemisch applizierter Antibiotika gesteigert wird, was sich wiederum positiv auf die Behandlung von intrakraniellen Abszessen auswirkt (Lampl et al. 2009b). Veltkamp et al. konnten hingegen an experimentellen Versuchen an Ratten eine Reduktion der Permeabilität der Blut-Hirn-Schranke nach fokaler zerebraler Ischämie zeigen. Nach Reperfusion des hypoxisch-geschädigten Gehirnareals war die Durchlässigkeit der Blut-Hirn-Schranke bei den HBO-behandelten Tieren gegenüber den Vergleichsgruppen vermindert mit der Folge, dass in der HBO-Gruppe das Ausmaß des zerebralen Ödems geringer war. Die Schlussfolgerung daraus war, dass die hyperbare Oxygenation neben dem Einfluss auf die Permeabilität sich auch protektiv auf die Integrität der Blut-Hirn-Schranke auswirken muss, wobei die genauen molekularen Mechanismen hierfür noch unklar sind (Veltkamp et al. 2005).

5.7   Ausgewählte biochemische Effekte der HBO

Neben den oben genannten strukturellen Effekten, hat die hyperbare Oxygenation auch einige therapeutisch nutzbare biochemische Einflüsse auf den Organismus.

Auf enzymatischer Ebene bewirkt die HBO eine Inaktivierung der Cyclo-Oxygenase (COX), wodurch in hyperoxischen Geweben die Prostacyclin/Prostaglandin-Produktion abnimmt. Des Weiteren wird unter hyperbarer Oxygenierung eine Aktivitätsteigeurng der Succinyldehydrogenase (SDH) sowie der Cytochromoxidase (CCO) verzeichnet (Jain 2009).

Von besonderer Bedeutung ist die via HBO induzierte gesteigerte Expression der Hämoxygenase 1 (HO-1), einer Isoform der Hämoxygenase, welche den zellulären Abbau von Häm zu Bilirubin/-verdin, CO und freiem Eisen fördert (Speit et al. 2000). Durch die HO-1-Überexpression wird über die Wachstumsfaktoren VEGF und SDF-1 die Proliferation von Endothelzellen gefördert, wodurch eine Steigerung der Angiogenese resultiert (Dulak et al. 2008).

Mittels Comet-Assay-Einzelzellelektrophorese konnte in Untersuchungen von Speit et al. 2000 gezeigt werden, dass hyperbarer Sauerstoff über DNA-Strangbrüche und oxidativer Destruktion von Basenpaaren Schädigungen der Erbinformation verursacht. Diese DNA-Schäden wurden jedoch nur nach der 1.HBO-Behandlung ($100\,\%\,O_2$, 2,5 ATA, 3×20 min Dauer) gemessen und traten bei nachfolgenden Tauchgängen nicht mehr auf. Gleichzeitig wurde bei allen Studienteilnehmern eine gesteigerte lymphozytäre Expression der HO-1 beobachtet. Es wird daher angenommen, dass sich die HO-1 über die Bildung des Antioxidans Bilirubin protektiv gegen hyperoxie-induzierte DNA-Schäden auswirkt (Speit et al. 2000).

Einen weiteren Effekt stellt die Termination der Lipidperoxidation dar. Obgleich die Lipidperoxidation an sich ein absolut O_2-abhängiger Mechanismus ist, konnte an CO-intoxikierten Ratten gezeigt werden, dass die cerebrale Lipidperoxidation unter HBO bei 2 ATA deutlich abnimmt (Kindwall und Whelan 2004).

Überdies wird bei Kohlenmonoxid-Intoxikationen durch den erhöhten pO2 einerseits die CO-Hb-Bindung schneller aufgelöst und CO rapider aus dem Blut eliminiert. Andererseits bewirkt der hohe Sauerstoffpartialdruck auch eine schnellere Lösung des CO von der Zytochromoxidase, woraus eine Verbesserung des mitochondrialen oxidativen Metabolismus resultiert (Jain 2009).

Nicht gänzlich geklärt jedoch ist die Rolle der freien Radikale, wobei einerseits eine Zunahme der Bildungsraten freier Radikale durch HBO erfolgt, andererseits aber auch die antioxidativen Abwehrmechanismen gesteigert werden (Jain 2009). Es bestehen jedoch erste Hinweise, dass die bei der HBO vermehrt freigesetzten freien Radikale eine eigene Rolle in der Signaltransduktion spielen (Valko et al. 2007).

Nebenwirkungen und Komplikationen der hyperbaren Oxygenation 6

Wie jedes andere Medikament hat die hyperbare Oxygenation, neben ihren positiven Effekten auch unerwünschte Wirkungen und Komplikationen. Dabei muss differenziert werden, ob die Nebenwirkungen durch die Überdruckbehandlung verursacht werden, oder aber Folge der hohen verabreichten Sauerstoffmengen sind.

6.1 Komplikationen durch Überdruckbehandlung

Entsprechend dem Gasgesetz von Boyle-Mariotte sind bei der hyperbaren Oxygenationstherapie alle pneumatisierten Räume des Körpers am Druckwechsel der Umgebung beteiligt. Dies stellt per se kein Problem dar, solange über Verbindungen zur Umgebung der Druckausgleich der luftgefüllten Räume ungehindert erfolgen kann. Bei Verlegungen dieser Verbindungen resultieren jedoch Über- oder Unterdruckverhältnisse, welche Gewebezerstörungen nach sich ziehen können (Haltern et al. 2000).

Die wichtigsten Komplikationen stellen dabei Barotraumen von Mittelohr, Innenohr, Nasennebenhöhlen oder Zahnhöhlen dar, wobei mit einer Inzidenz von 3,8 % die Mittelohrbarotraumata am relativ häufigsten eintreten (Plafki et al. 2000). Durch ein Druckausgleichsmanöver (Valsalva) oder eine prophylaktische Parazentese kann bei Patienten mit Prädisposition für barotraumatische Verletzungen rechtzeitig Abhilfe geschaffen werden (Haltern et al. 2000). Deutlich seltener kommt es bei Infekten oder narbigen Veränderungen des Lungenparenchyms während der HBO-Therapie zu traumatischen Schädigungen der Lunge. Speziell während der Auftauchphase kann bei Ausbildung eines Ventilmechanismus infolge fehlender Abatmung eine Parenchymüberdehnung bzw. Ruptur mit der Folge einer zentralen arteriellen Gasembolie oder der Entwicklung eines Pneumothorax

© Springer Fachmedien Wiesbaden 2016
D. Maurer, *Hyperbare Oxygenation und Tauchmedizin*, essentials,
DOI 10.1007/978-3-658-11713-9_6

entstehen. Bei sorgfältiger prätherapeutischer Untersuchung bzw. Patientenselektion müssen diese Komplikationen zwar genannt werden, stellen in ihrem Auftreten jedoch eine Rarität dar (Haltern et al. 2000).

6.2 Nebenwirkungen durch Sauerstofftoxizität

Bei der Applikation von 100 %Sauerstoff unter hyperbaren Bedingungen und dem dadurch erzielten hohen Sauerstoffpartialdruck von bis über 2000 mmHg kommt es zu Nebenwirkungen, die durch die Toxizität des Sauerstoffs bedingt sind. Die pathophysiologische Basis hierfür stellt die Bildung von freien Radikalen dar. Wie in Tab. 5.2 gezeigt, führt die hyperbare Oxygenation zu einer vermehrten Entstehung von reaktiven Sauerstoffradikalen wie O_2*, H_2O_2 und OH*. Diese hoch reaktiven Sauerstoffradikale wiederum verursachen über Oxidationen von SH-Gruppen an Enzymen, über DNA-Schädigungen sowie über Lipidperoxidation von Zellmembranen erhöhte Raten an Zellschäden und Zelltod (Jain 2009).

Die nachfolgende Abb. 6.1 stellt den Mechanismus der O_2-Toxizität in Übersicht dar.

Die Auswirkungen der Sauerstofftoxizität auf den Organismus betreffen vor allem das zentrale Nervensystem und die Lunge, wobei zwischen akuten und chronischen Nebenwirkungen unterschieden werden muss. Im ZNS äußert sich dies vor allem durch das Auftreten von generalisierten epileptischen Anfällen während der hyperbaren Oxygenation, wobei einem Grand-mal Anfall unspezifische neuro-vegetative Symptome vorausgehen können (Kindwall und Whelan 2004). Das Auftreten dieser Krampfanfälle ist dabei einerseits von der Höhe des Umgebungsdrucks abhängig und andererseits von Faktoren die zu einer Herabsetzung der Krampfschwelle führen, wie Epilepsie, Hyperthyreose, Hypoglykämie, hohes Fieber oder verschiedene Medikamente (z. B. Penicillin) (Plafki et al. 2000). Die neurologischen Symptome und epileptischen Anfälle sind nach Beendigung der HBO jedoch voll reversibel und verlaufen, sofern während den Krampfanfällen kein mechanisches Trauma eintritt, ohne Residualschäden (Kindwall und Whelan 2004).

Die pulmonale Toxizität des Sauerstoffs kann sowohl bei längerer normobarer Beatmung mit 100 % Sauerstoff als auch bei einer intensivierten, länger dauernden HBO bei 2–3 ATA zu Schädigungen des Lungenparenchyms führen. Im akuten Stadium kommt es dabei über kapilläre Endothelschäden zur Ausbildung eines alveolären und interstitiellen Ödems, zu alveolären Hämorrhagien und Proteinexsudaten. Falls die Intervalle zwischen den einzelnen Tauchgängen zur Erholung von den toxischen Sauerstoffeffekten zu kurz sind, resultiert daraus eine Akkumulation der toxischen Effekte mit vermehrter Proliferation von Typ-II-Pneumozyten, Fib-

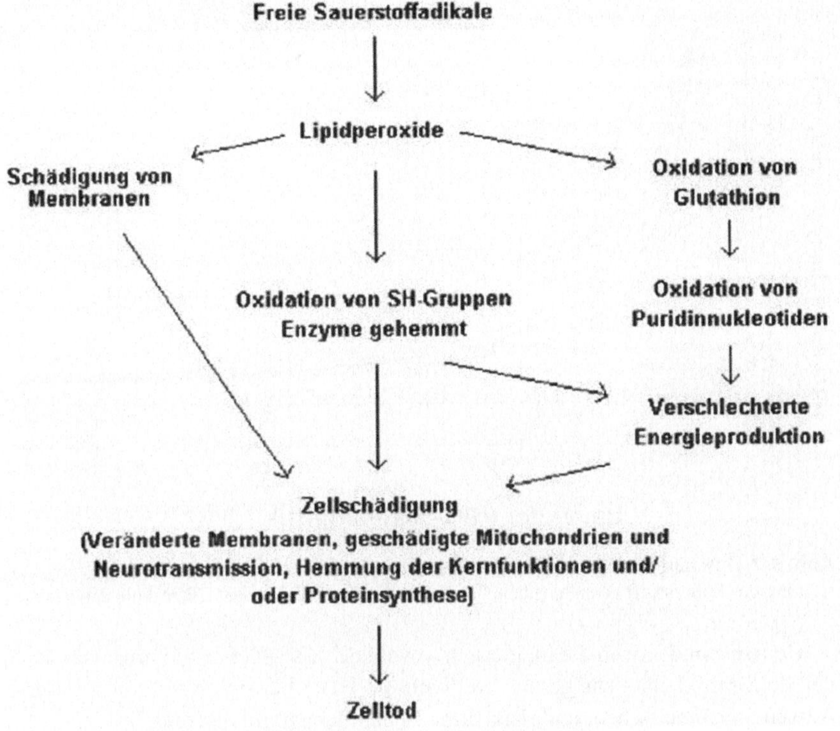

Abb. 6.1 Mechanismus der Sauerstofftoxizität. (Jain 2009)

roblasten und Kollagen. Eine Remission der dadurch entstehenden Lungenfibrosierungen und Emphyseme ist im Gegensatz zu den akuten Nebenwirkungen nicht mehr möglich. Klinisch äußern sich diese Veränderungen durch Beeinträchtigung der Lungenfunktion mit Reduktion von Vitalkapazität, Compliance und Ventilationsgrenzwerten (Haltern et al. 2000; Jain 2009; Kindwall und Whelan 2004).

Wie in Abb. 6.2 verdeutlicht, sind sowohl die zentralnervösen als auch pulmonalen Nebenwirkungen der hyperbaren Sauerstofftherapie einerseits von der Dauer der Sauerstoffatmung und andererseits von der Höhe des inspirierten Sauerstoffpartialdrucks abhängig.

Bei längerer Anwendung der HBO-Therapie (z. B. tägliche Anwendung über 4 Wochen) kann eine passagere Veränderung des Refraktionsindex der Augenlinse mit Myopie eintreten, welche aber nach wenigen Wochen vollständig reversibel ist. Ferner werden bei einem kleinen Teil von Patienten während der HBO-Behandlung klaustrophobische Zustände beobachtet, welche aber, falls nötig, durch eine sedierende Medikation therapiert werden können (Haltern et al. 2000).

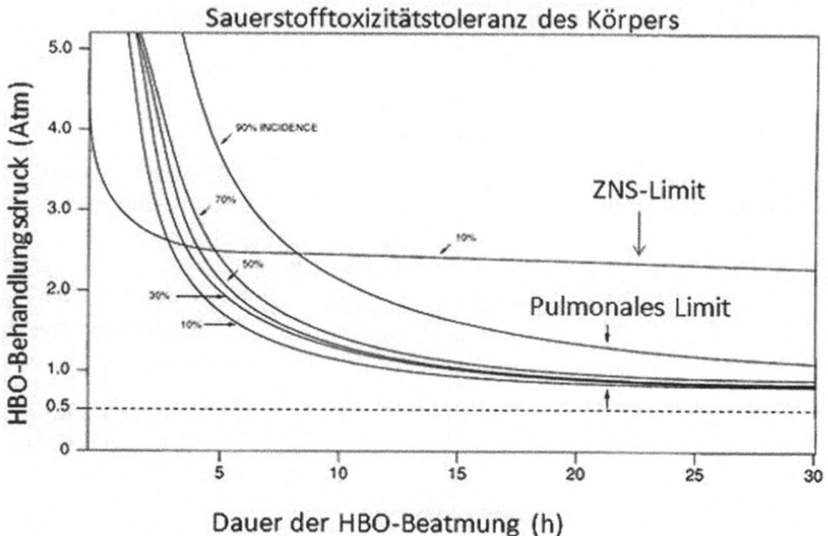

Abb. 6.2 Zusammenhang zwischen Sauerstoffpartialdruck und Atmungsdauer bei der Entstehung der Sauerstofftoxizität. (nach Clark und Fischer 1977 in Jain 2009 (Jain 2009))

Generell sind jedoch die Inzidenzen sowohl der ZNS-Nebenwirkungen als auch der Lungentoxizität sehr gering, wodurch die HBO bei richtiger Indikation und Anwendung eine sichere und risikoarme Behandlungsform darstellt.

Technische Umsetzung der hyperbaren Oxygenationstherapie $\quad$ 7

Die technische Umsetzung der hyperbaren Oxygenation erfolgt in speziellen hyperbaren Kammern, welche bei Kompression des kammerinternen Luft/O_2-Volumens Luftdrucksteigerungen von mehreren Kilopascal standhalten. Bei der Durchführung von HBO-Therapien sowie in der medizinischen Forschung ist eine Vielzahl verschiedener Druckkammersysteme im Einsatz, wobei eine generelle Unterscheidung von HBO-Kammern in Einzelperson-Kammern (Monoplace Chambers) und Mehrpersonenkammern (Multiplace Chambers) getroffen werden kann (siehe Tab. 7.1):

In den Einzelpersonkammern (siehe Abb. 7.1) erfolgt die Behandlung einer Person in einer Druckkammer unter 100 %iger Sauerstoffatmosphäre bei einem maximalen Umgebungsdruck von 3 ATA (=303,9 Pa). Die Sauerstoffversorgung dieser Kammersysteme geschieht entweder über einen konstanten O_2-Fluss in und aus der Kammer oder über ein Recycling-System, welches einen Teil oder das ganze Beatmungsgas wiederaufbereitet und so von CO_2 und Wasserdampf reinigt. Die Überwachung des Patienten wird extern durch einen HBO-Mediziner durchgeführt, wodurch ein konstantes Monitoring verschiedener Vitalparameter (z. B. Blutdruck, Puls, Temperatur, EKG, EEG) sowie eine Überwachung der Gaszusammensetzung im Kammerinneren und gegebenenfalls die Steuerung des Respirators gewährleistet werden kann. Die Kommunikation mit dem Patienten erfolgt dabei über die Gegensprechanlage der Druckkammer (Jain 2009).

Wie in Tab. 7.2 dargestellt, bringt die Durchführung von HBO-Behandlungen in Einzelperson-Kammern sowohl für den Patienten als auch für das Fachpersonal Vor- und Nachteile mit sich.

Im Gegensatz zu den Monoplace-Kammern ist bei den Mehrpersonenkammern eine gleichzeitige HBO-Behandlung von zwei oder mehreren (max. 20 Personen) Personen möglich. Wegen der erhöhten Gefahr der Brandentwicklung, beispielsweise durch statische Entladungen zwischen Patient und Therapeut oder durch

© Springer Fachmedien Wiesbaden 2016
D. Maurer, *Hyperbare Oxygenation und Tauchmedizin,* essentials,
DOI 10.1007/978-3-658-11713-9_7

Tab. 7.1 Klassifikation hyperbarer Druckkammern. (Jain 2009)

Klassifikation hyperbarer Druckkammern
1. Einzelpersonkammer (Monoplace Chamber)
2. Mehrpersonenkammer oder begehbare Druckkammer (Multiplace Chamber)
3. Mobile oder portable Druckkammern: sowohl als Monoplace – als auch als Multiplace-Kammer möglich
4. Hyperbare Kammern im Tauchsport (Trainingskammern)
5. Kleine portable hyperbare Kammern für Neugeborene und medizinische Forschung

medizinisches Equipment wird die Kompression in Mehrpersonenkammern nicht mit reinem Sauerstoff sondern mit Umgebungsluft (=21 vol% O_2) durchgeführt. Dabei können in Multiplace-Kammern Drücke von bis zu 6–7 ATA erreicht werden (=50–60 m Tauchtiefe), die meisten Therapieschemata laufen jedoch bei 2–3 ATA Umgebungsdruck ab. Die Beatmung des Patienten mit 100 % O_2 erfolgt hier via luftdichter Oronasalmasken, spezieller Kopfzelte oder falls erforderlich direkt über einen endotrachealen Tubus (Jain 2009; Kindwall und Whelan 2004).

Die meisten heute in Betrieb befindlichen Mehrpersonenkammern verfügen über 2–3 separate Kompressionszellen, wodurch z. B. die Möglichkeit besteht, Patienten oder Personal während des Tauchgangs ein- bzw. auszuschleusen, während in der Hauptkammer die Kompression erhalten bleibt. Überdies verfügen die modernen Druckkammern über kleine Materialschleusen, wodurch unter anderem während der HBO-Behandlung medizinisches Equipment, Medikamente, Blutproben etc. hindurchgereicht werden können (Kindwall und Whelan 2004).

Gleichwie die Einzelpersonkammer, ist auch die Multiplace-Kammer mit Vor- und Nachteilen für Patient und Personal behaftet (siehe Tab. 7.3):

Abbildung 7.2 zeigt die Mehrpersonen-Druckkammer, wie sie am Landeskrankenhaus Universitätsklinikum Graz in Betrieb ist.

Abb. 7.1 Einzelperson-Druckkammer (Monoplace hyperbaric chamber; Oxywise s. r. o 2012)

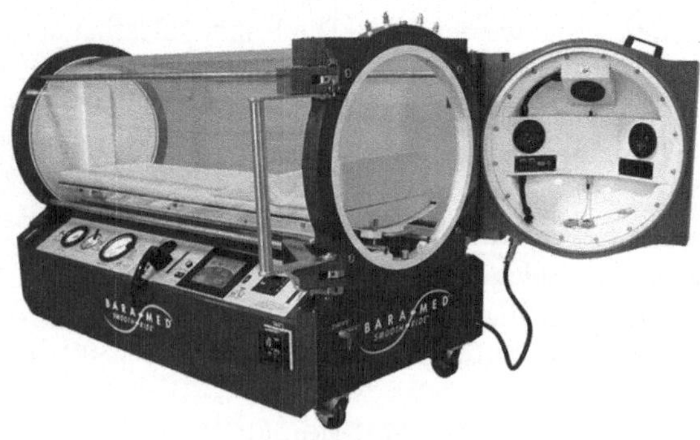

Tab. 7.2 Vor- und Nachteile von Einzelperson-Kammern. (Jain 2009; Kindwall und Whelan 2004)

Vor- und Nachteile von Einzelperson-Kammern
Vorteile
Individuelle Patientenbehandlung, Privatsphäre und Möglichkeit der Isolation (z. B. bei Infektionskrankheiten)
Keine Maskenbeatmung nötig, keine Gefahr von Sauerstoffleck der Maske
Ideal für bettlägerige Patienten/Behinderte
Einfache Überwachung der Patienten
Keine speziellen Dekompressionsprozeduren notwendig (100 % O_2 in Kammer)
Platzsparende Kammern, geringere Anschaffungskosten
Weniger Bedienpersonal notwendig
Nachteile
Erhöhte Gefahr der Feuerentwicklung in 100 % O_2-gefüllter Kammer
Kein direkter Zugriff zum Patienten möglich, Problem in Notfallsituationen
Keine Physiotherapie während der HBO möglich
Probleme bei der Behandlung der Dekompressionserkrankung bei bewusstlosen/inkooperativen Patienten
Vermehrtes Auftreten klaustrophobischer Zustände

Tab. 7.3 Vor- und Nachteile der Mehrpersonendruckkammer. (Jain 2009; Kindwall und Whelan 2004)

Vor- und Nachteile von Mehrpersonenkammern
Vorteile
Gleichzeitige Behandlung mehrerer Patienten möglich
Möglichkeit der Durchführung von Behandlungen, die nur unter ärztlicher Mithilfe oder mit speziellen Gerätschaften möglich sind
Nutzung als Operationssaal bei speziell ausgestatteten Druckkammern möglich
Deutlich reduzierte Brandgefahr (Kammer mit Raumluft gefüllt)
Möglichkeit der Durchführung von Physiotherapie
Druckerhöhung bis zu 6 ATA bei speziellen Indikationen (z. B. arterielle Gasembolie, Dekompressionserkrankung) möglich
Nachteile
Höherer Personalaufwand (mindestens ein HBO-Techniker und HBO-Mediziner/Pflegepersonal nötig)
Maskenbeatmung kann bei Kindern Probleme bereiten (Ängste, Incompliance)
Sauerstoffleck bei inkorrekter Maskenhandhabung oder fehlerhaftem Material, wodurch keine 100 % O_2-Beatmung erreicht wird
Gefahr der Entwicklung der Dekompressionserkrankung beim HBO-Personal bei zu schneller Dekompression (Personal atmet während Behandlung komprimierte Luft)

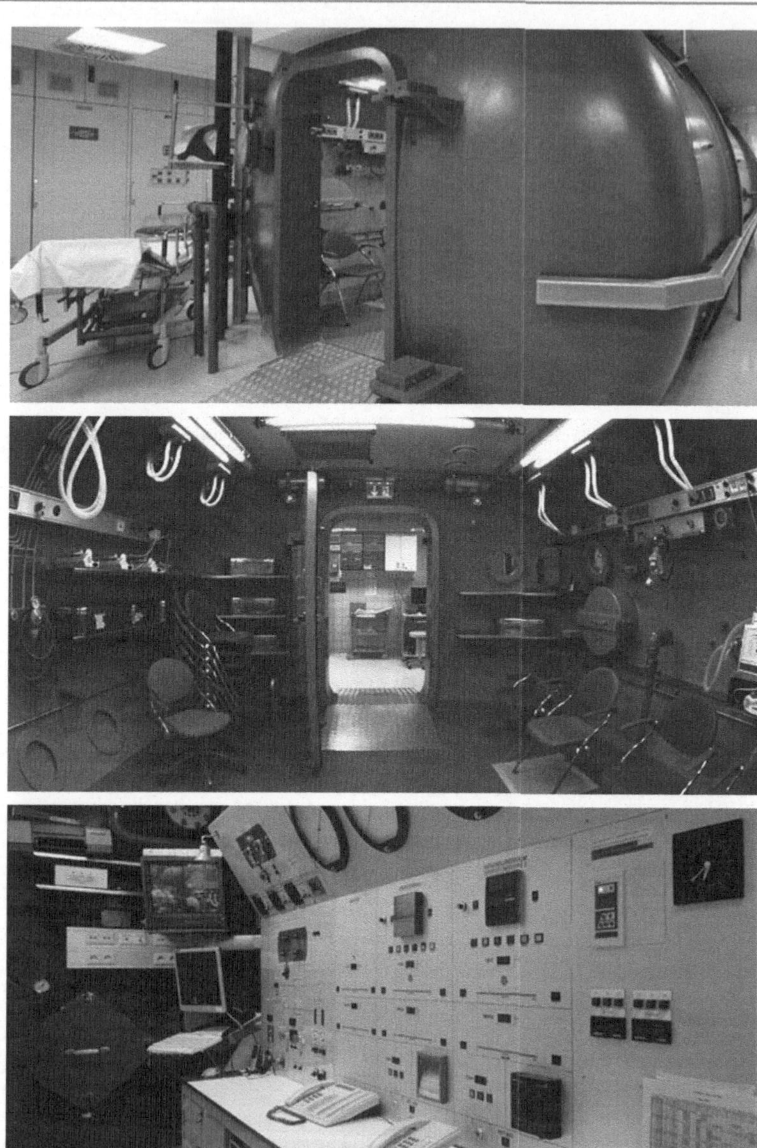

Abb. 7.2 Druckkammer des LKH. Univ.-Klinikum Graz. (Medizinische Universität Graz 2012)

Indikationen und Kontraindikationen der hyperbaren Oxygenationstherapie 8

Durch die steigende Zahl an experimentellen und klinischen Studien hat sich das Indikationsspektrum der hyperbaren Oxygenationstherapie in den letzten Jahrzehnten deutlich erweitert. Im Folgenden sind die Indikationen und Kontraindikationen der hyperbaren Sauerstofftherapie zusammengefasst.

8.1 Indikationen der hyperbaren Oxygenation

Die Indikationen zur hyperbaren Oxygenation sind international durch die US-amerikanische Gesellschaft für Tauch- und hyperbare Medizin (Undersea an Hyperbaric Medical Society [UHMS]) sowie durch das europäische Komitee für hyperbare Medizin (European Committee of Hyperbaric Medicine [ECHM]) festgelegt.

Die UHMS erkennt dabei folgende Indikationen als gesichert an, wie sie in Tab. 8.1 aufgelistet sind:

Im Vergleich zur UHMS führt das ECHM eine differenzierte Indikationsstellung durch und gibt dabei Empfehlungen zum Einsatz der HBO nach folgenden Kriterien:

a. *Typ-I-Indikationen:* Diese Indikationen gelten als „ausdrücklich empfohlen". Die Anwendung der HBO bei diesen Indikationen ist von entscheidender Bedeutung für das finale Outcome der Patienten (European Comittee for Hyperbaric Medicine 2004).

b. *Typ-II-Indikationen:* Die ECHM bewertet diese als „empfohlene Indikationen" mit positiver Beeinflussung der Langzeitprognose der Patienten (European Comittee for Hyperbaric Medicine 2004).

c. *Typ-III-Indikationen:* Bei diesen Indikationen ist die HBO als optionale Therapie eingestuft (European Comittee for Hyperbaric Medicine 2004).

© Springer Fachmedien Wiesbaden 2016
D. Maurer, *Hyperbare Oxygenation und Tauchmedizin,* essentials,
DOI 10.1007/978-3-658-11713-9_8

Tab. 8.1 Indikationen der HBO laut UHMS (Indications for hyperbaric oxygen therapy – undersea and hyperbaric medical society 2011)

Indikationen der hyperbaren Oxygenation laut UHMS 2011
arterielle Luft- oder Gasembolie
Kohlenmonoxidintoxikation mit und ohne Zyanidvergiftung
Clostridiale Myositis und Myonekrose (Gasbrand)
Quetschverletzung, Kompartementsyndrom und andere akut-traumatische Ischämien
Dekompressionserkrankung
Zentraler retinaler Arterienverschluss
Chronische, nicht heilende Wunden (Problemwunden)
Intrakranieller Abszess
Nekrotisierende Weichteilinfektionen
Osteomyelitis (refraktär)
Strahlungsinduzierte Gewebsfolgeschäden (Weichteil- und Knochennekrosen)
Gefährdete Transplantate und Hautlappen
Akute thermale Verbrennungen
Idiopathischer senso-neuraler Hörverlust

Bei der europäischen Konsensuskonferenz für hyperbare Medizin 2004 in Lille wurden die Indikationen der hyperbaren Oxygenierung festgelegt. Diese sind in Tab. 8.2 nach Indikationsklassen zusammengefasst:

8.2 Kontraindikationen der hyperbaren Oxygenation

Bei der hyperbaren Sauerstofftherapie werden absolute von relativen Kontraindikationen unterschieden.

Die wichtigste absolute Kontraindikation der HBO stellt der unbehandelte Spannungspneumothorax dar. Dieser muss in jedem Fall vor der HBO-Behandlung mittels einer Saugdrainage therapiert werden. Daneben ist auch bei einer laufenden oder status post Chemotherapie mit Bleomycin, Cisplatin und Doxorubicin eine HBO-Therapie kontraindiziert (Gill und Bell 2004; Medizinische Universität Graz 2014).

Bei den in Tab. 8.3 aufgelisteten relativen Kontraindikation gilt per sei kein HBO-Verbot, jedoch muss hier stets der potentielle Vorteil der hyperbaren Oxygenation gegenüber den eventuellen negativen Folgen abgewogen werden (Jain 2009).

Tab. 8.2 Indiaktionen der HBO laut ECHM. (European Comittee for Hyperbaric Medicine 2004)

Indikationen der hyperbaren Oxygenation laut ECHM Konsensus-Konferenz (Lille 2004)	
Ausdrücklich empfohlene Indikationen (Typ-I-Indikationen)	Kohlenmonoxidintoxikation
	Quetschverletzungen/Quetschsyndrom
	Prävention von Osteonekrosen nach Zahnextraktionen
	Dekompressionserkrankung
	Gasembolie
	Anaerobe oder gemischt anaerobe Infektionen
Empfohlene Indikationen (Typ-II-Indikationen)	Diabetisches Fuß-Ulcus
	Gefährdete Haut – und Weichteilimplantate
	Strahleninduzierte Knochen- und Weichteilnekrosen
	Strahleninduzierte Proktitis und Enteritis
	Präventiv bei operativen Eingriffen in bestrahltem Gewebe
	Plötzlicher Hörverlust
	Ischämisches Ulkus
	Refraktäre chronische Osteomyelitis
	Neuroblastom Stadium IV
Optionale Indikationen (Typ-III-Indikationen)	Anoxische Enzephalopathie
	Laryngeale Radionekrose
	Strahleninduzierte ZNS-Schäden
	Prävention von Reperfusionssyndrom nach vaskulären Eingriffen
	Replantation von Extremitäten

Tab. 8.3 Relative Kontraindikationen der HBO. (Jain 2009; Kindwall und Whelan 2004)

Relative Kontraindikationen der HBO
Emphysem mit CO_2-Retention
Infekt der oberen Atemwege
Asymptomatische luftgefüllte Zysten oder Bläschen im Thoraxröntgen
Status post thoraxchirurgischer Eingriff
Status post Operation am Ohr
Unkontrolliert hohes Fieber
Schwangerschaft
Klaustrophobie
Kongenitale Sphärocytose
Akute virale Infektion
Status post Spontanpneumothorax
Anamnestische Opticusneuritis

Hyperbare Oxygenation und Tauchmedizin

9

Die Ursprünge und Entwicklungen der hyperbaren Oxygenation sind seit je her eng mit der Geschichte der Tauchmedizin verbunden. Mitte des 19. Jahrhunderts erkannte der französische Wissenschaftler Paul Bert die Effektivität der Rekompression bei der Behandlung der Dekompressionskrankheit. Wurde früher die Rekompression mit reiner Luft durchgeführt, so wird heute die hyperbare Oxygenation im Rahmen der Rekompressionstherapie angewandt (Jain 2009).

Im Folgenden ist die wichtigste Erkrankung der Tauchmedizin, die Dekompressionserkrankung, in Pathophysiologie, Symptomatik und Therapie dargestellt.

9.1 Die Dekompressionserkrankung

Die Dekompressionserkrankung lässt sich pathophysiologisch in zwei Krankheitsbilder, dem pulmonalen Barotrauma mit nachfolgender arterieller Gasembolie (AGE) (siehe Abb. 9.1) und der eigentlichen Dekompressionskrankheit (= Taucherkrankheit, decompression sickness DCS) unterteilen. Der zugrunde liegende Mechanismus beider Entitäten ist dabei die Bildung von Gasblasen im Blut bzw. in Geweben bei Abnahme des Umgebungsdrucks, die pathophysiologischen Prozesse bei der Entstehung der AGE und DCS sind jedoch spezifisch und unterscheiden die beiden Krankheitsbilder (Plafki 1999; Vann et al. 2011).

Das pulmonale Barotrauma resultiert aus druckbedingten Schwankungen des intrapulmonalen Gasvolumens. Gemäß dem Gasgesetz nach Boyle-Mariotte dehnen sich bei Druckreduktion in der Auftauchphase eingeschlossene Gasvolumina, so auch die, durch das Tauchgerät in ihrem Druck an die jeweilige Tauchtiefe adaptierte, eingeatmete Pressluft in der Lunge, proportional aus. Durch langsamen Tauchaufstieg wird der Druck dabei durch adäquates Abatmen des expandierten Gases ausgeglichen. Bei zu schnellem Auftauchen hingegen, unzureichender Aus-

© Springer Fachmedien Wiesbaden 2016
D. Maurer, *Hyperbare Oxygenation und Tauchmedizin*, essentials,
DOI 10.1007/978-3-658-11713-9_9

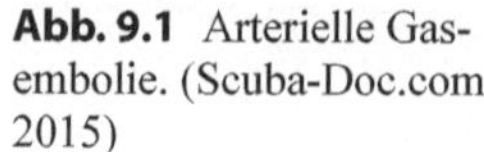

Abb. 9.1 Arterielle Gasembolie. (Scuba-Doc.com 2015)

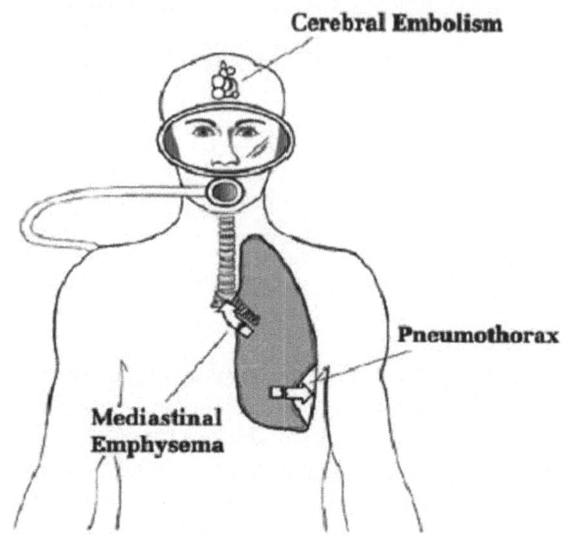

atmung während der Auftauchphase, oder durch Engstellen im Bronchialsystem (z. B. Sekretansammlungen, Obstruktionen) ist der Druckausgleich der Lunge insuffizient und Alveolarrupturen durch pulmonalen Überdruck sind die Folge. Dadurch gelangt alveoläre Luft über rupturierte Kapillaren direkt in den arteriellen Blutkreislauf und verursacht so arterielle Gasembolien mit, anatomisch bedingter vorrangig zerebraler Lokalisation (Plafki 1999; Vann et al. 2011).

Neben dem Tauchunfall, können arterielle Gasembolien aber auch iatrogen bei mechanischer Beatmung, während herzchirurgischer Eingriffe oder durch venöse Katheter entstehen. Bei Letzteren erfolgt der Übertritt von Gasblasen aus dem venösen in den arteriellen Blutkreislauf z. B. über arterio-venöse Shunts, ein persistierendes Foramen ovale oder bei Überschreiten der Filterfunktion des pulmonalen Kapillarbetts (Neuman 2002; Ziser et al. 1999).

Die klinischen Symptome des pulmonalen Barotraumas reichen von Husten, Dyspnoe und Hämoptoe als Zeichen der Destruktion des Lungengewebes bis hin zur Entwicklung eines (Spannungs-)pneumothorax und Ausbildung eines Mediastinalemphysems bei Eindringen von Luft in die Weichteile des Thorax- oder Halsbereiches (Plafki 1999).

Die zerebrale arterielle Gasembolie manifestiert sich klinisch, je nach Lokalisation der Embolie, mit plötzlichem Bewusstseinsverlust, hemiparetischer Symptomatik, ausgeprägten Verwirrtheitszuständen, Koordinationsstörungen oder fokalen epileptischen Anfällen. Bei der selteneren schweren Form der AGE (ca. 4 % der

Fälle) werden auch katastrophale Verläufe mit Kreislaufkollaps, Apnoe und Herzstillstand beobachtet (Neuman 2002; Plafki et al. 2000).

Der pathophysiologische Mechanismus der Dekompressionskrankheit basiert auf der Überführung von Inertgasen (v. a. Stickstoff) von der gelösten in die freie Gasform als Konsequenz auf eine rasche Abnahme des Umgebungsdrucks. Die dabei entstehenden Stickstoffblasen im Gewebe und Blutkreislauf führen zur Ausbildung von Gasembolien vor allem in der venösen Zirkulation (= venöse Gasembolie, VGE). Neben mechanischen Effekten, wie schmerzhafte Gewebedeformationen über extravaskuläre Gasblasen sowie kapillärem Leckage durch Endothelschädigungen verursachen die Gasembolien über biochemische Prozesse unter anderem auch eine Steigerung der Plättchenaggregation und Leukozythenadhäsion, wodurch nicht zuletzt Reperfusionsschäden und eine gesteigerte Apoptose resultieren (Vann et al. 2011).

Obwohl sich die Symptome der Dekompressionskrankheit und der arteriellen Gasembolie überschneiden können, eine DCS und AGE bei einem Patienten auch gleichzeitig auftreten können, existieren bei der Dekompressionskrankheit einige spezifische Syndrome (Neuman 2002).

1. *„Bends"*: Bends sind charakterisiert durch tiefe, bohrende Schmerzen der großen Gelenke (v. a. Hüfte, Ellbogen, Knie). Sie werden durch Erhöhung des intermedullären Drucks an den Enden langer Röhrenknochen sowie durch Einlagerung von Gasblasen in Synovialflüssigkeit, Bändern und Sehnenscheiden hervorgerufen (Neuman 2002).
2. *„Chokes"*: Durch gesteigerte Ansammlung von venösen Gasembolien in den pulmonalen Arterien und Kapillaren treten Symptome wie Hustenattacken, retrosternales Brennen, Inspirationsschmerzen, Atemnot bis hin zum hämodynamischen Kollaps auf. Überdies besteht durch den erhöhten Perfusionsdruck die Gefahr, dass Gasblasen durch den Lungenfilter gepresst werden und so neue, arterielle Emboliequellen darstellen (Neuman 2002; Plafki 1999).
3. *Kutane Symptome der Dekompressionskrankheit:* Hierzu zählen vor allem leicht geschwollene fleckige Rötungen (sog. Taucherflöhe) verursacht durch Mikroembolisationen der Hautgefäße sowie die Cutis marmorata, eine diffuse fleckig/retikuläre Rötung der Haut. Letztere wird durch hämorrhagische Extravasate kutaner Gefäße hervorgerufen, als Konsequenz der Endothelschädigungen durch Stickstoffblasen (Neuman 2002; Plafki 1999).
4. *Spinale Symptome/Dekompressionskrankheit des Rückenmarks:* Dieser gefährliche Symptomkomplex ist charakterisiert durch aszendierende Parästhesien und Paralysen mit zeitweiligen rektalen und vesikalen Entleerungsstörungen. Neben einer in situ – Gasblasenbildung im Rückenmark sowie einer bilateralen, progressiv aszendierenden Myelitis werden die Symptome auch durch Ver-

schlüsse des venösen Abflusses des Rückenmarks in den epiduralen Plexus, ausgelöst durch Gasblasenansammlungen in diesem Bereich, verursacht (Neuman 2002).

Klinisch wurde die Dekompressionserkrankung früher in eine muskuloskelettale DCS -Typ 1 mit Gelenksschmerzen und kutanen Manifestationen und eine durch Parästhesien, Paralysen, Muskelschwäche sowie mentale und motorische Störungen charakterisierte DCS-Typ 2 des Nervensystems eingeteilt. Wegen dem oft simultanen Auftreten von arterieller Gasembolie und den Symptomen der Dekompressionskrankheit, der schwierigen diagnostischen Differenzierung beider Krankheitsbilder und dem einheitlichen Behandlungsschema bei beiden Erkrankungen werden die Dekompressionstörungen (DCS 1, 2 und AGE) heute unter dem Überbegriff Dekompressionserkrankungen (= decompression illness, DCI) zusammengefasst (Neuman 2002; Plafki et al. 2000; Vann et al. 2011).

9.2 Therapie von Dekompressionskrankheit und Gasembolie

Bei der Behandlung der Dekompressionskrankheit und der arteriellen Gasembolie wird für beide Krankheitsbilder auf ein im Wesentlichen identes Behandlungsschema zurückgegriffen. Es besteht aus Akutmaßnahmen und definitiver Therapie (Neuman 2002; Plafki 1999).

Neben der Überwachung und Sicherstellung von Vitalfunktionen ist die Gabe von 100 % Sauerstoff die erste und beste therapeutische Akutmaßnahme. Reiner Sauerstoff führt über Auswaschung der Inertgase und Ausbildung eines größtmöglichen Inertgasgradienten zwischen Gewebe und Alveolarluft zum raschen Ausschwemmen der Stickstoffbläschen aus dem Gewebe und zur Abgabe über die Lunge. Darüber hinaus trägt 100 % O_2 entscheidend zur Besserung der Gewebehypoxie bei, welche durch gasblaseninduzierte Ischämien sowie durch die mechanischen und biochemischen Schädigungsmechanismen der Gasblasen induziert wird (Vann et al. 2011).

Zusätzlich zur sofortigen O_2-Gabe stellt die intravenöse Rehydration mittels isotonischer Kochsalz-/Ringerlösung eine entscheidende Sofortmaßnahme in der DCS/AGE-Therapie dar. Über endotheliale Schädigungs- und Inflammationsprozesse führt einerseits die Dekompressionserkrankung zur verstärkten Hämokonzentration, andererseits nimmt beim Tauchen per se die Dehydratation über die Immersionsdiurese zu. Durch adäquate Hydratation wird sowohl die hämodynamische Instabilität ausgeglichen, als auch die Gasblasenbildung nach Dekompression

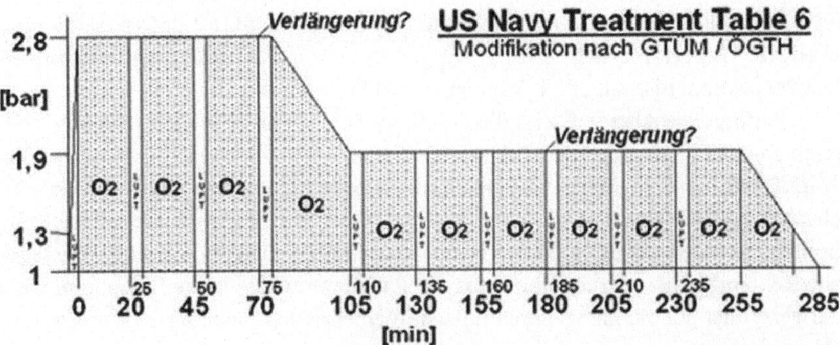

Abb. 9.2 US-Navy Tab. 6 (modifiziert nach GTÜM/ÖGTH) (Taucherarzt.at – Behandlungstabellen nach Tauchunfall 2012; Grafik: Dr. Wilhelm Welslau)

verringert. Eine überschießende Flüssigkeitsapplikation kann jedoch zur Ausbildung von Gehirn-, Rückenmarks-, und Lungenödemen beitragen und sollte daher möglichst vermieden werden (Plafki 1999; Vann et al. 2011).

Aufgrund einer rasch einsetzenden Organisation der Gasblasen durch Thrombozyten und Fibrinbildung muss umgehend ein Transport zu einer hyperbaren Druckkammer erfolgen. Dabei sollte eine weitere Reduktion des Umgebungsdrucks vermieden werden, um die Gasblasenbildung nicht zu verstärken. Flugzeugtransporte sollten daher nur in Flugzeugen mit einem konstanten Kabinendruck von 1 bar bzw. in Flughöhen von maximal 300 m durchgeführt werden (Plafki 1999).

Die definitive Therapie von Dekompressionskrankheit und arterieller Gasembolie ist die Rekompression. Dadurch wird mechanisch das Volumen der Gasblasen reduziert (Gesetz von Boyle-Mariotte) und gleichzeitig das Gas wieder in seine gelöste Form überführt. Die Oxygenation mit reinem Sauerstoff in hyperbarer Umgebung führt dabei neben der bereits erwähnten Steigerung der Inertgasauswaschung und Hyperoxygenation ischämischer Areale auch zur Reduktion von Gewebsödemen durch Vasokonstriktion sowie über die Hemmung der endothelialen Leukozytenadhäsion zur Verringerung von Reperfusionsschäden (Antonelli et al. 2009; Neuman 2002).

Bei der Behandlung der Dekompressionskrankheit und arteriellen Gasembolie mittels hyperbarer Oxygenation wird heute vor allem das Behandlungsschema nach US-Navy Tab. 6 herangezogen (siehe Abb. 9.2). Dabei werden mehrere Oxygenationszyklen in einer Tauchtiefe von 18 m (=2,8 ATA Umgebungsdruck) und 9 m (=1,9 ATA Umgebungsdruck) vollzogen, bis die Symptome der Dekompressionserkrankung abgeklungen sind und der Patient klinisch stabil ist. Zur Verringerung der Sauerstofftoxizität werden zwischen den einzelnen Oxygenationszyklen jeweils 5-minütige Beatmungsintervalle mit Luft eingefügt. Sind Behandlungen über 2,8 ATA erforderlich, werden Gasgemische mit Stickstoff oder Helium verwendet (Antonelli et al. 2009; Vann et al. 2011).

Nachfolgende Abb. 9.2 zeigt die US-Navy Tab. 6 wie sie in Deutschland/Österreich angewendet wird:

Bei den meisten Fällen von Dekompressionserkrankungen und AGE ist eine einmalige HBO-Therapie zur kompletten Remission der Symptome ausreichend. Sollten nach der 1.HBO jedoch Residualsymptome vorliegen, so wird eine tägliche Rekompression durchgeführt, bis der Patient entweder keine Symptome mehr aufweist oder aber keine weitere klinische Verbesserung mehr erzielt werden kann (Vann et al. 2011).

Bei der Nachsorge der Patienten mit DCS/AGE gilt die Empfehlung, dass in einem Zeitraum von mindestens 72h post Rekompression nicht geflogen werden soll, da die Höhenexposition beim Fliegen zu einem Wiederauftreten der DCS-Symptome führen kann. Generell ist bei Patienten mit initial schwerer Symptomatik bzw. unvollständiger Remission eine klinische Kontrolluntersuchung innerhalb weniger Wochen nach Entlassung indiziert. Patienten mit leichten Symptomen wie Gelenksschmerzen oder kutanen Veränderungen bedürfen in der Regel keines weiteren Follow-up. Erneutes Tauchen ist üblicherweise 4 Wochen nach Therapieende bei vollständiger Erholung möglich, wobei im deutschen Sprachraum zuvor eine Re-Evaluierung der Tauchtauglichkeit erfolgen muss (Vann et al. 2011).

Was Sie aus diesem Essential mitnehmen können

- Durch die hyperbare Oxygenationstherapie steht der modernen Medizin, nach Entwicklung und therapeutischem Fortschritt über mehrere Jahrhunderte, ein Verfahren zur Verfügung, molekularen Sauerstoff als Medikament nutzen zu können. Auf der Basis der Gasgesetze nach Bolye-Mariotte, Dalton und Henry geht dabei ein Vielfaches der bei atmosphärischem Druck physikalisch im Blutplasma gelösten Sauerstoffmenge in Lösung über. Daraus ergibt sich eine Reihe von besonderen Wirkmechanismen auf verschiedene Gewebe und Organsysteme im menschlichen Körper
- Die Veränderungen, welche durch die hyperbare Applikation von Sauerstoff im Körper ausgelöst werden, führen in ihrer Gesamtheit zur Reoxygenierung hypoperfundierter, kritisch ischämischer Gewebe. Unter diesem Aspekt wird die HBO nach Indikationsbeurteilung durch die UHMS und ECHM bereits bei einer Reihe von traumatischen, thrombo-embolischen und toxischen ischämischen Ereignissen im Rahmen eines multimodalen Therapiekonzeptes erfolgreich eingesetzt.
- Im Hinblick auf mögliche Nebenwirkungen und Komplikationen, ausgelöst durch die HBO, kann festgehalten werden, dass die Überdrucktherapie eine sehr sichere Therapieform darstellt. Mit Ausnahme eines akuten Spannungspneumothorax sowie der laufenden Applikation einzelner Chemotherapeutika existieren keine weiteren absoluten Kontraindikationen zur HBO.
- In der Tauchmedizin stellt die HBO nach wie vor das therapeutische Mittel bei der Behandlung der verschiedenen Formen der Dekompressionserkrankungen sowie der arteriellen Gasembolie dar. Unter Anwendung der US-Navy-Tab. 6 trägt die HBO bei den meisten Patienten zu einer vollständigen Genesung und dauerhaften Symptomfreiheit nach Tauchunfall bei.

© Springer Fachmedien Wiesbaden 2016
D. Maurer, *Hyperbare Oxygenation und Tauchmedizin,* essentials,
DOI 10.1007/978-3-658-11713-9

Weiterführende Literatur

Antonelli, C., Franchi, F., Della Marta, M. E., Carinci, A., Sbrana, G., Tanasi, P., et al. (2009). Guiding principles in choosing a therapeutic table for DCI hyperbaric therapy. *Minerva Anestesiologica, 75*(3), 151–161.

Dulak, J., Deshane, J., Jozkowicz, A., & Agarwal, A. (2008). Heme oxygenase-1 and carbon monoxide in vascular pathobiology: Focus on angiogenesis. *Circulation, 117*(2), 231–241. doi:10.1161/CIRCULATIONAHA.107.698316 Pick It!.

European Comittee for Hyperbaric Medicine. (2004). *What are the levels of evidence presently supporting the accepted indications of HBO2?* 7th European Consensus Conference on hyperbaric medicine, S. 5–13.

Gill, A. L., & Bell, C. N. (2004). Hyperbaric oxygen: Its uses, mechanisms of action and outcomes. *QJM: Monthly Journal of the Association of Physicians, 97*(7), 385–395.

Haltern, C., Siekmann, U. P., Rump, A. F., & Rossaint, R. (2000). Hyperbaric oxygen therapy (HBO): Current standing. [Hyperbare Oxygenationstherapie (HBO): eine Standortbestimmung]. *Anasthesiologie, Intensivmedizin, Notfallmedizin, Schmerztherapie: AINS, 35*(8), 487–502. doi:10.1055/s-2000-7079.

Hof, H., & Dörries, R. (2005). In A. Bob & K. Bob. (Hrsg.), *Medizinische Mikrobiologie* (3., komplett überarbeitete und erweiterte Aufl.). Stuttgart: Georg Thieme Verlag.

Hospice of the western reserve, Cleveland Ohio; USA. (2014). http://hospicewr.org. Zugegriffen: 10. Nov. 2014.

Indications for hyperbaric oxygen therapy – undersea and hyperbaric medical society. (2012). http://membership.uhms.org/?page=Indications. Zugegriffen: 16. März 2012.

Jain, K. K. (2009). *Textbook of hyperbaric medicine* (5th revised and updated ed.). Göttingen: Hogrefe & Huber Publishers.

Kindwall, E. P., & Whelan, H. T. (2004). *Hyperbaric medicine practice* (2nd edition revised ed.). Flagstaff: Best Publishing Company.

Lampl, L., Frey, G., Fischer, D., & Fischer, S. (2009a). Hyperbaric oxygenation – utility in intensive therapy – part 1 [Hyperbare Oxygenation – Stellenwertder Intensivtherapie – Teil 1]. *Anasthesiologie, Intensivmedizin, Notfallmedizin, Schmerztherapie: AINS, 44*(9), 578–585; quiz 586. doi:10.1055/s-0029-1241161.

Lampl, L., Frey, G., Fischer, D., & Fischer, S. (2009b). Hyperbaric oxygenation: Utility in intensive therapy – part 2. [Hyperbare Oxygenation – Stellenwert in der Intensivtherapie – Teil 2] *Anasthesiologie, Intensivmedizin, Notfallmedizin, Schmerztherapie: AINS, 44*(10), 652–658. doi:10.1055/s-0029-1242433.

© Springer Fachmedien Wiesbaden 2016

D. Maurer, *Hyperbare Oxygenation und Tauchmedizin*, essentials, DOI 10.1007/978-3-658-11713-9

Leopardi, L. N., Metcalfe, M. S., Forde, A., & Maddern, G. J. (2004). Ite Boerema-surgeon and engineer with a double-dutch legacy to medical technology. *Surgery, 135*(1), 99–103. doi:10.1016/j.surg.2003.08.022.

Mathieu, D. (2006). In D. Mathieu (Hrsg.), *Handbook on hyperbaric medicine* (1. Aufl.). Heidelberg: Springer Medizin-Verlag.

Medizinische Universität Graz. (2014a). http://www.meduni-graz.at/10091. Zugegriffen: 8. Aug. 2012.

Medizinische Universität Graz. (2014b). http://www.meduni-graz.at/13303. Zugegriffen: 15. Aug. 2012.

Monoplace hyperbaric chamber | oxygen therapy, hbo, oxywise. http://www.oxywise.com/en/product/hyperbaric-chamber. Zugegriffen: 25. Mai 2012.

Mu, J., Krafft, P. R., & Zhang, J. H. (2011). Hyperbaric oxygen therapy promotes neurogenesis: Where do we stand? *Medical Gas Research, 1*(1), 14. doi:10.1186/2045-9912-1-14.

Plafki, C. (1999). Der Dekompressionsunfall in der Tauchmedizin. *Deutsches Arzteblatt, 96*(50), A3248–A3251.

Plafki, C., Peters, P., Almeling, M., Welslau, W., & Busch, R. (2000). Complications and side effects of hyperbaric oxygen therapy. *Aviation, Space, and Environmental Medicine, 71*(2), 119–124.

Sauerstofftransport. (2012). http://www.criticalcare.at/Physiologie/Sauerstofftransport.htm. Zugegriffen: 19. April 2012.

Schmidt, R. F., & Lang, F. (2007). In R. F. Schmidt & F. Lang (Hrsg.), *Physiologie des Menschen (mit Pathophysiologie)* (30., neu bearbeitete und aktualisierte Aufl.). Heidelberg: Springer Medizin Verlag.

Scottish diving medicine. (2012). http://www.sdm.scot.nhs.uk/. Zugegriffen: 19. April 2012.

Scuba-Doc.com. (2015). http://www.scuba-doc.com. Zugegriffen: 1. März 2015.

Seibt, W. (2003). In W. Seibt (Hrsg.), *Physik für Mediziner* (5., unveränderte Aufl.). Stuttgart: Georg Thieme Verlag.

Smolle-Juettner, F. (2012). Hyperbare Chirurgie – Hyperbare Medizin; Vorlesung im Rahmen des Modul 17 (Viszerale Funktion und Intervention). Nicht veröffentlichtes Manuskript.

Speit, G., Dennog, C., Eichhorn, U., Rothfuss, A., & Kaina, B. (2000). Induction of heme oxygenase-1 and adaptive protection against the induction of DNA damage after hyperbaric oxygen treatment. *Carcinogenesis, 21*(10), 1795–1799.

Taucherarzt.at – Behandlungstabellen nach Tauchunfall. (2012). http://www.taucherarzt.at/229/Unfall/Beh.-Tabellen.html. Zugegriffen: 17. Mai 2012.

Thom, S. R. (2009). Oxidative stress is fundamental to hyperbaric oxygen therapy. *Journal of Applied Physiology (Bethesda, Md.: 1985), 106*(3), 988–995. doi:10.1152/japplphysiol.91004.2008.

Valko, M., Leibfritz, D., Moncol, J., Cronin, M. T., Mazur, M., & Telser, J. (2007). Free radicals and antioxidants in normal physiological functions and human disease. *The International Journal of Biochemistry & Cell Biology, 39*(1), 44–84. doi:10.1016/j.biocel.2006.07.001.

Vann, R. D., Butler, F. K., Mitchell, S. J., & Moon, R. E. (2011). Decompression illness. *Lancet, 377*(9760), 153–164. doi:10.1016/S 0140-6736(10)61085-9.

Veltkamp, R., Siebing, D. A., Sun, L., Heiland, S., Bieber, K., Marti, H. H., et al. (2005). Hyperbaric oxygen reduces blood-brain barrier damage and edema after transient focal cerebral ischemia. *Stroke; A Journal of Cerebral Circulation, 36*(8), 1679–1683. doi:10.1161/01.STR.0000173408.94728.79.

Ziser, A., Adir, Y., Lavon, H., & Shupak, A. (1999). Hyperbaric oxygen therapy for massive arterial air embolism during cardiac operations. *The Journal of Thoracic and Cardiovascular Surgery, 117*(4), 818–821.